Dr. med. Sigrid Flade

W0094670

Seelische Störungen natürlich behandeln

- Symptome erkennen –
  Ursachen behandeln

- Naturheilmittel und Psychotherapie

- Ärztlicher Rat –
  Anleitung zur Selbsthilfe

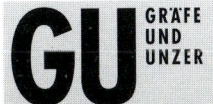

GU GRÄFE
UND
UNZER

Wichtiger Hinweis

Dieses Buch enthält Erläuterungen und Empfehlungen zur naturgemäßen Behandlung von seelischen Störungen, die auf körperliche Ursachen zurückzuführen sind.

Einzelne von der Autorin vertretene Auffassungen in bezug auf Krankheitsentwicklung und Behandlung seelischer Störungen weichen von jenen der allgemein anerkannten medizinischen Wissenschaft ab.

Jeder Leser ist aufgefordert, in eigener Verantwortung zu entscheiden, ob und inwieweit die in diesem Buch dargestellten Naturheilverfahren für ihn eine Alternative zur »Schulmedizin« und zu den heute praktizierten psychotherapeutischen Methoden darstellen.

Inhalt

Warum dieses Buch?

Wie körperliche Krankheiten haben auch Depressionen, Angstzustände, chronische Müdigkeit, Reizbarkeit, Aggressivität und die verbreitete Überaktivität bei Kindern ihre ganz bestimmten Ursachen. Doch gerade bei seelischen Störungen wird der alte Medizinergrundsatz »Vor die Therapie haben die Götter die Diagnose gesetzt!« vielfach außer acht gelassen.

Entweder wird gleich ein Beruhigungsmittel oder ein Antidepressivum verschrieben, ohne die Gründe der Störung näher zu analysieren; oder der Patient wird zum Psychotherapeuten geschickt, der versucht, die in das Unterbewußtsein verdrängten frühkindlichen Erlebnisse bewußt zu machen.

Körperliche Faktoren beeinflussen die Seele

Seit langem fasziniert mich dagegen die Frage, in welchem Maße unser Seelenleben von körperlichen Faktoren beeinflußt und nicht selten massiv gestört wird:

• Wer an einer Nahrungsmittel-Allergie leidet – oft ohne daß er dies überhaupt merkt! –, kann dadurch reizbar, chronisch müde oder depressiv werden. Kinder werden überdreht und aggressiv durch Süßigkeiten, Farbstoffe oder Phosphat in Nahrungsmitteln oder einfach nur durch Milch;

• Unterzuckerzustände führen zu innerer Unruhe und Angstzuständen;

• Amalgamplomben im Mund lösen öfter als angenommen eine Quecksilbervergiftung mit der Folge schwerster Depressionen aus;

• Menschen, die Holzschutzmitteln, Formaldehyd aus Spanplatten oder anderen Chemikalien ausgesetzt sind, können nicht mehr richtig denken, leiden an chronischer Müdigkeit und Reizbarkeit, werden menschenscheu und kontaktarm;

• Kinder mit einer Bleivergiftung sind konzentrationsschwach und können schlechter denken;

• wuchert der Hefepilz Candida albicans im Darm – die neue Volksseuche! –, schleicht der Betroffene nur noch müde und energielos durchs Leben;

• wer empfindlich auf elektrischen Strom reagiert, wird von quälender Unrast umgetrieben und kann nachts nicht schlafen, wenn er noch dazu auf einem geopathisch gestörten Schlafplatz liegt.

Körper und Seele – eine Einheit

Leicht verständlich werden diese Zusammenhänge durch die Tatsache, daß Körper und Seele eben nicht zwei voneinander getrennte Systeme bilden, sondern eng vernetzt sind und sich gegenseitig beeinflussen.

6

Daß psychische Probleme zu einem Magengeschwür oder Asthma führen können, wird in den ärztlichen Sprechstunden schon seit längerem berücksichtigt und ist Inhalt eines eigenen medizinischen Fachgebiets, der psychosomatischen Medizin. Weit weniger einbezogen wird hingegen die Tatsache, daß der Weg von der Seele zum Körper keine Einbahnstraße ist, sondern daß in umgekehrter Richtung von der körperlichen Ebene ausgehende Einflüsse unser seelisches Gleichgewicht ganz empfindlich aus der Balance bringen können.

Möglich ist dies, weil unser Gefühlsleben entscheidend vom störungsfreien Ablauf biochemischer Stoffwechselvorgänge im Gehirn abhängt, in die körperliche Faktoren durchaus handfest eingreifen können. Am Hirnstoffwechsel beteiligt sind »Botenstoffe«, die Transmittersubstanzen, die Informationen von Zelle zu Zelle weiterleiten, sowie Neuropeptide und Hormone, die allesamt durch schädigende Einflüsse in ihren Funktionen erheblich beeinträchtigt werden.

Das Zwischenhirn – Sitz der Gefühle Die Zonen, in denen sich unser Gefühls- und Triebleben abspielt, werden Zwischenhirn genannt; sie liegen zwischen dem Stammhirn, das für unsere biologischen Grundfunktionen wie Atmung und Kreislauf verantwortlich ist, und dem Großhirn, mit dem wir denken. In den Zentren des Zwischenhirns entstehen Gefühle wie Ärger, Wut, Nervosität, Reizbarkeit, Aggressivität, Apathie, Lustlosigkeit, Angst, Trauer, Hoffnungslosigkeit, auch Triebe wie sexuelle Erregung, Hunger, Durst, Müdigkeit.

Hirnforscher haben in Tierversuchen durch elektrische Reizung bestimmter Areale oder durch Verabreichung chemischer Präparate eine genaue »Landkarte« dieses Gebiets erstellt und nachgewiesen, daß durch künstliche Beeinflussung dieser Hirnteile gewissermaßen auf Kommando Gefühle erzeugt werden können. Beim Menschen kann eine Störung im limbischen System, einem der Zentren des Zwischenhirns, sogar eine Charakterveränderung bewirken: Er zieht sich von seiner Umwelt zurück, traut sich nichts mehr zu, wird ängstlich, unsicher und menschenscheu.

Manchem mag der Gedanke, daß unser Wesen, unser Verhalten, unsere ganze Gefühlswelt von so etwas Materiellem wie chemischen Substanzen und elektrischen Signalen gesteuert wird, wenig gefallen. Und doch ist es, gerade wenn es um seelische Entgleisungen geht, notwendig, diesem Umstand Rechnung zu tragen.

Eine natürliche Behandlung seelischer Störungen muß – so wie wir dies bei körperlichen Beschwerden gewohnt sind – stets damit beginnen, schädliche Einflüsse auszuschalten. Nicht selten tritt schon damit die Heilung ein.

Nach einer Darstellung der häufigsten Störungen des seelischen Gleichgewichts (→ Seite 10) geht es in diesem Buch deshalb um die vielen Einflüsse, die unsere Seelenlage beeinträchtigen können (→ Seite 36): Nahrungsmittel-Allergien, Darmerkrankungen, Pilzinfektionen, Unterzuckerzustände, Mineralienmangel, Chemikalien, Alkohol und Elektrosensibilisierung.

Eine Hilfe zur Orientierung

Die Erfahrung zeigt, daß Betroffene gerade hier kaum Hilfe von Fachleuten erfahren, ist dieses Wissensgebiet doch noch viel zu wenig bekannt. So sind Sie, lieber Leser, nicht selten darauf angewiesen, sich selbst zu orientieren, wobei ich Ihnen mit diesem Buch helfen möchte.

In vielen Fällen kann durch die Behandlung der dargestellten Störungen auch auf schwere Geschütze, wie sie uns die Pharmaindustrie an die Hand gibt, verzichtet werden. Ich bestreite keineswegs, daß die in ihnen enthaltenen chemischen Substanzen in der Lage sind, unser biochemisches Gleichgewicht im Hirnstoffwechsel günstig zu beeinflussen. In schweren Fällen von Depressionen und Schizophrenie kann ihr Einsatz deshalb auch notwendig sein, und die damit verbundenen Nebenwirkungen müssen in Kauf genommen werden.

Wo immer möglich, sollte jedoch den sanften Mitteln der Biologischen Medizin wie Homöopathie (→ Seite 88), Bachblüten (→ Seite 84), Akupunktur (→ Seite 90) und Entspannungsmethoden (→ Seite 90) der Vorzug gegeben werden.

Gefühle – von Gedanken gesteuert?

Wenn ich eingangs sagte, daß unser Gefühlsleben nicht unwesentlich von körperlichen, also materiellen Einflüssen abhängt, so ist dies nur die halbe Wahrheit; genauso können nämlich die Gefühlszentren von der übergeordneten Instanz, unserem Denkapparat in der Großhirnrinde, gesteuert werden.

Von unserer Einstellung hängt es ab, ob wir uns über einen rabiaten Chef ärgern, uns vor ihm ängstigen oder ob wir sein cholerisches Temperament gelassen als sein eigenes Problem betrachten und uns nicht weiter davon beeindrucken lassen.

Im zweiten Teil dieses Buches (→ Seite 94) gebe ich Ihnen deshalb Ratschläge, wie Sie als intelligentes Wesen Ihre Emotionen besser steuern und mit Ihren Problemen konfliktfreier umgehen können.

Zuletzt folgt eine Übersicht über die gängigsten Methoden der Psychotherapie (→ Seite 115), um Ihnen bei der Vielfalt der heute angebotenen Methoden ein eigenes Urteil zu ermöglichen.

Immer mehr Menschen leiden – das lehrt mich jeder Tag in der Praxis – an den verschiedensten seelischen Störungen. Oft genug schlagen sie sich damit rat- und hilflos herum; es gelingt ihnen entweder nie oder nur schwer, den Zwängen und Belastungen ihrer fehlgesteuerten Psyche zu entkommen.

Mögliche Auswege

Es wäre mir eine Freude, sollte es mir gelungen sein, Betroffenen mit diesem Buch nützliche Anregungen gegeben und mögliche Auswege aus einer Notlage aufgezeigt zu haben.

Wie bei den vorigen, so war mir bei der Abfassung auch dieses Buchmanuskriptes das journalistische Know-how meines langjährigen Freundes Carl Hermann Ebbinghaus eine unschätzbare Hilfe, für die ich ihm herzlich danke!

9

Seelische Störungen – wie sie sich äußern

Dieses Kapitel handelt von den verschiedenen Formen seelischer Störungen. Ich habe mich dabei, um nicht ins Uferlose zu geraten, auf die psychischen Defekte beschränkt, denen ich in der täglichen Sprechstunde am häufigsten begegne.
Wie Sie sehen werden, handelt es sich dabei zum großen Teil eher um psychische Befindlichkeitsstörungen als um echte Erkrankungen. Aber auch solche seelischen Schwierigkeiten oder Fehlsteuerungen sind in der Lage, den Betroffenen die Freude am Leben in ganz erheblichem Maße zu verleiden.

Keine Freude mehr am Leben

Ursachen und Hilfsmöglichkeiten spielen natürlich in diese Abschnitte mit hinein. Näheres dazu finden Sie im darauffolgenden Kapitel (→ Seite 36).

Durch Depressionen vom Leben abgeschnitten

»Depressionen«, sagte eine Patientin zu mir, »das ist der Tod mitten im Leben!«
Andere beschreiben die Qual ihres Leidens so:
»Jedes Wort, jede Bewegung kostet mich unendliche Anstrengung. Ich kann mich selbst nicht mehr ertragen und falle allen zur Last. Wenn doch nur schon alles vorüber wäre! ...«
»Ich fühle mich so hilflos, klein und schutzlos. Der Boden unter mir ist brüchig geworden. Wo immer ich den Fuß hinsetze, breche ich ein. Ich habe Angst vor dem schwarzen Loch, in das ich falle. Es ist wie ein Sog, der mich dort hineinzieht, so sehr ich mich auch dagegen wehre ...«
»Die namenlose Angst nimmt Gestalt an. Gierig lauert sie mir auf, Tag und Nacht, auch dort, wo ich sie nicht erwarte ...«

Die Angst lauert Tag und Nacht

»Ich fühle mich wie unter einer Glasglocke. Ich kann zwar hindurchblicken, sehe die Menschen, die Dinge, die Landschaft, aber ich bin von allem abgeschnitten, kann daran nicht mehr teilnehmen ...«
Fünf Stimmen, fünf Tragödien.
Tiefe Hoffnungslosigkeit, Antriebslosigkeit und Apathie, Lustlosigkeit, Verlust jeder Lebensfreude, nur traurige, schwarze Gedanken, aber auch innere Unruhe, Panik, Angstzustände, Todessehnsucht und Schuldgefühle sind das Koordinatensystem, in dem das bedauernswerte Opfer einer Depression gefangen ist wie ein Tier hinter den Gitterstäben seines Käfigs. Eine Aus-

10

sicht auf Besserung ist für den Betroffenen nicht denkbar. Das Fegefeuer wird man sich so vorstellen dürfen.

Leichte und schwerere Depressionen

Dabei gibt es natürlich die verschiedensten Schattierungen dieses Leidens: Schwere Fälle, die sogar eine stationäre Behandlung notwendig machen, oder vorübergehende, leichte depressive Verstimmungen, vor allem nach einschneidenden Lebensereignissen, deren Verarbeitung erst nach einiger Zeit gelingt.

Am häufigsten sind jedoch mittelschwere Fälle. Hier schleppen sich die Betroffenen durchs Leben und schaffen es unter Aufbietung aller verbliebenen Energien gerade noch, den Anforderungen des Alltags nachzukommen. Sie bemühen sich tapfer, vor ihren Mitmenschen zu verbergen, wie düster und hoffnungslos es in ihnen aussieht, beißen die Zähne zusammen und erledigen ihre Pflichten mit eiserner Selbstdisziplin. Ringen sie sich hier und da noch ein Lächeln ab, merkt niemand, daß dies nur eine Maske ist, und daß jeder Tag bewältigt werden muß wie eine Himalajabesteigung.

Der Betroffene braucht Hilfe

Viele Depressive wissen selbst nicht, daß sie psychisch krank sind und Hilfe brauchen. Oft wird eine äußere Ursache für die negativen Gedanken und die Lähmung gesucht – und auch gefunden, da es bei uns allen Umstände gibt, die uns belasten, oder von denen wir uns überfordert fühlen. Dieser äußere Anlaß wird nun angeschuldigt und nicht richtig bewertet – entweder ist er in Wirklichkeit gar nicht so schlimm oder er ließe sich im Zustand seelischer Gesundheit leicht bewältigen.

Andererseits ahnt wohl auch mancher Depressive, daß mit seinem seelischen Gleichgewicht etwas nicht stimmt. In unserer auf Erfolg, strahlende Gesundheit und Jugendfrische ausgerichteten Leistungsgesellschaft besitzt er jedoch nicht den Mut, sich und seiner Umgebung dies einzugestehen. Paßt schon eine körperliche Krankheit nicht ins eigene Weltbild, so wird eine seelische Störung geradezu als Peinlichkeit empfunden, die es tunlichst zu verbergen gilt.

Gerade bei einem so qualvollen Leiden wie einer Depression, die den Betroffenen um jegliche Lebensfreude bringt, sollten jedoch alle Register gezogen werden, um Abhilfe zu schaffen!

Sind Sie betroffen?

Die folgende Check-Liste mit den typischen Symptomen soll Ihnen die Möglichkeit geben, selbst einzuschätzen, ob bei Ihnen Verdacht auf eine Depression geschöpft werden muß. Dabei braucht nicht jedes Merkmal zuzutreffen oder gleich schwer ausgeprägt zu sein:

Gefühl der Leblosigkeit

- Ich fühle mich unglücklich, sehe alles durch eine dunkle Brille, mein Leben ist mir verleidet; ich kann mich über nichts mehr freuen; jedes Gefühl in mir ist abgestorben, ich komme mir vor wie ein lebloser Stein.
- Ich befürchte immer nur das Schlimmste, erhoffe mir von der Zukunft nichts mehr, bin pessimistisch; ich kann mir nicht vorstellen, daß ich jemals aus meinen Sorgen herauskomme; ich möchte nicht mehr leben.
- Ich habe zu nichts mehr Lust, keine Interessen mehr; Tätigkeiten, die mir früher Freude machten, bedeuten mir nichts mehr; ich kann mich zu nichts mehr aufraffen; ich vermeide den Kontakt zu anderen Menschen, gehe nur noch ungern aus.

Nichts macht mehr Freude

- Ich unternehme nichts mehr; plane nichts Neues mehr für die Zukunft; ziehe mich immer mehr in mein Schneckenhaus zurück.

Jede Aufgabe wird zur Anstrengung

- Ich fühle mich total erschöpft und wie gelähmt, bewältige meine Aufgaben nur noch mit großer Anstrengung; meine Beine sind schwer wie Blei, jede Bewegung wird mir zur Last; am liebsten sitze ich in einer Ecke oder verkrieche mich ins Bett.
- Ich bin ängstlich; manchmal habe ich regelrechte Anfälle von Angst und Panik; ich fühle mich unruhig, umgetrieben, innerlich vibrierend, kann mich nicht entspannen; ich bin nervös und reizbar, überempfindlich gegen Geräusche.
- Meine Gedanken kreisen nur um mich selbst; ich habe das Gefühl, versagt zu haben, weniger zustandezubringen als andere; ich empfinde mich als schlechte Mutter oder Ehefrau.

Gefühl, wertlos zu sein

- Ich fühle mich wertlos, klein, hilflos und habe nicht das Recht, Ansprüche zu stellen.
- Ich bin unfähig, Entscheidungen zu treffen.
- Ich fühle mich schuldig und verdiene Strafe; ich habe Angst vor Verarmung.
- Ich schlafe schlecht; ich habe keinen Appetit mehr, das Essen schmeckt fade, ich habe Gewicht verloren; oder gegenteilig: Ich esse, um mich zu entspannen, zu betäuben, ich habe zugenommen.
- Ich habe das Interesse an Sex verloren; ich bin frigide/impotent; meine Periode hat ausgesetzt.
- Ich leide unter wechselnden körperlichen Beschwerden wie Übelkeit, Magen- oder Darmkrämpfen, Verstopfung, Durchfall, Kloß im Hals, Druck oder beengtem Gefühl auf der Brust, Herzschmerzen oder Druck in der Herzgegend, Herzklopfen,

12

Körperliche Beschwerden

Schwindelanfällen, Lufthunger, Gefühl, nicht durchatmen zu können, Blasenbeschwerden, Ohnmachtsanfällen, Kopfschmerzen, Druck über den Augen oder im ganzen Kopf.
• Ich sehe viel älter aus als ich bin, die Haut im Gesicht ist grau und welk; mein Gang ist langsam und schleppend; meine Haare sind spröde; ich vernachlässige mein Äußeres.

Wie entstehen Depressionen?

Meistens sind mit unterschiedlichen Schwerpunkten mehrere Faktoren beteiligt, die ineinandergreifen und sich gegenseitig verstärken.
● Endogene Depression (endogen = von innen her erzeugt): Unser Gehirn wird nicht nur von elektrischen Impulsen gesteuert, wie sie im EEG (Elektroencephalogramm) sichtbar gemacht werden können, sondern auch von biochemischen Reaktionen. Hieran sind in erster Linie »Botenstoffe«, *Neurotransmitter,* beteiligt – Substanzen, die Informationen von einer Zelle zur anderen weitergeben.

Biochemische Reaktionen

Bei Depressiven treten hier Störungen auf. Häufig besteht ein Mangel an zwei bestimmten Neurotransmittern, dem *Serotonin* und dem *Noradrenalin.* Ein Zuviel an einem weiteren Transmitter, nämlich *Acetylcholin,* ist, wie Versuche bestätigen, offensichtlich an den Schlafstörungen schuld, von denen Depressive so häufig heimgesucht werden.
Im Zwischenhirn *(Hypothalamus)* und in der Hirnanhangsdrüse *(Hypophyse)* werden Hormone produziert, die die Drüsen mit innerer Sekretion wie Schilddrüse, Eierstöcke, Nebenniere steuern. Auch hier gibt es Störungen. Zum Beispiel wurde bei Depressiven eine Überproduktion des Streß-Hormons *Cortisol* nachgewiesen.

Erbanlagen

Auch ein Erbfaktor dürfte eine Rolle spielen, wofür das gehäufte Vorkommen von Depressionen in bestimmten Familien spricht. Bekanntlich sind unsere Erbanlagen in den jeweils 46 Chromosomen unserer Zellkerne gespeichert. Die amerikanische Forscherin Janice Egeland stellte bei vielen Depressiven einen Defekt am elften Chromosom fest.
Endogene Depressionen – bedingt also durch Erbanlagen oder Unregelmäßigkeiten im Chemiehaushalt unseres Gehirns – äußern sich oft in Schüben von mehreren Monaten bis – seltener – mehreren Jahren. Schwere Verläufe sind meist in diese Gruppe einzuordnen.

13

Die manische Phase

Nicht selten werden die Perioden tiefer Traurigkeit und Lähmung von *manischen Phasen* abgelöst: Jetzt verliert der Kranke wie durch ein Wunder alle seine Hemmungen. Ein Stimmungshoch ist ausgebrochen, er sprüht vor Einfällen und Ideen, hat Energien, um Bäume auszureißen. Plötzlich kann er sich für alles begeistern, überschlägt sich vor Aktivitäten und fühlt sich eins mit sich und der Welt.

Einer objektiven Betrachtung hält das Idealbild, das er nun von sich selbst hat, jedoch nicht stand. Er handelt oft vorschnell und übereilt, fängt vieles an, führt es aber nicht zu Ende und kann sich nicht richtig konzentrieren. Er neigt zur Selbstüberschätzung und läßt sich oft auf riskante Unternehmungen ein, indem er, zum Beispiel, unüberlegte berufliche Entscheidungen trifft oder einem Kaufrausch verfällt. In dem enthemmten Zustand kann er in Wutausbrüche geraten, wenn er von seiner Umgebung gebremst wird.

Selbstüberschätzung

Bei diesem Wechselbad von Moll nach Dur spricht man von einem *bipolaren Verlauf* der Depression. Zehn bis zwanzig Prozent aller Depressionsfälle ordnet man dem endogenen Typ der Erkrankung zu.

Seelische Belastungen

● Psychoreaktive Depression: Seelische Belastungen können uns so aus der Bahn werfen, daß wir in eine Depression hineinrutschen. Die Anlässe sind so vielfältig wie das Leben selbst: Tod eines Angehörigen, Scheidung, Trennung vom Lebenspartner, Erkrankung, Verlust des Arbeitsplatzes, Umzug, Verpflanzung in ein Seniorenheim, Pensionierung, Auszug der Kinder aus dem Elternhaus, Prozesse, ungerechte Behandlung durch Kollegen oder den Chef.

Normalerweise verfügen wir über seelische Heilkräfte, die solche Wunden wie körperliche Verletzungen vernarben lassen. Nach einer Zeit der Trauer, der Verunsicherung, der Ängste stellen wir uns auf die veränderte Situation ein und finden zu neuem Lebensmut zurück. Es gibt unendlich viele Beispiele dafür, wie Menschen selbst schwerste Schicksalsschläge überwunden haben, denkt man nur an die Mütter, die im Kriege gleich zwei oder drei Söhne verloren haben.

Seelische Heilkräfte

Jedoch gibt es auch Faktoren, die einen von Unglück Betroffenen über die normale Trauerphase hinaus in einer dauerhaften Depression festhalten. Diese Faktoren können beispielsweise in einer schon vorher über längere Zeit unterschwellig ablaufenden Schwächung der seelischen Kräfte bestehen: durch Konflikte in einer schlechten Ehe, durch den Streß, verursacht von Existenzsorgen, von ständigem beruflichen Ärger oder permanenter Überforderung.

Nach einer solchen Dauerbelastung haben wir nicht mehr viel zuzusetzen, und so kann ein äußeres Ereignis unser sowieso schon labiles Gleichgewicht mit einem Schlag aus der Balance bringen.

Geringes Selbstwertgefühl

Zum andern sind Menschen mit schwach entwickeltem Selbstwertgefühl in ihrer Charakterstruktur besonders anfällig für Depressionen. Jedem von uns ist dieser Typ schon begegnet:

Traut sich wenig zu, ist eher ängstlich, pessimistisch, verfügt über wenig Durchsetzungskraft, neigt dazu, sich ständig anzupassen, es allen recht zu machen, scheut Auseinandersetzungen, gibt schnell klein bei, zeigt keine Aggressionen; opfert sich aber andererseits für andere auf, stellt hohe Anforderungen an sich selbst, fühlt sich für alles verantwortlich, sucht für alles die Schuld bei sich selbst und besitzt ein ausgeprägtes Pflichtbewußtsein.

Wichtig: Die ersten Lebensjahre

Solche Charaktereigenschaften bilden sich oft schon in den ersten Lebensjahren aus, wenn einem Kind beigebracht wird, daß es nur dann Liebe zu erwarten hat, wenn es sich immer schön »brav« und »artig« verhält, nicht aufmuckt und sich den Wünschen der Erwachsenen unterordnet.

Schon in der Kindheit werden in unser Gehirn die Bahnen eingeschliffen, auf denen sich dann auch später die Gedanken bewegen: »Ich bin nichts wert; verdiene keine Liebe; kann weniger als die anderen; werde gestraft, wenn ich eigenen Willen zeige.«

Frauen mit dieser Denkstruktur suchen sich später dann gern Männer, an deren »starke Schulter« sie sich anlehnen können. Nicht selten geraten sie dabei an solche, deren eigenes Selbstwertgefühl um so stärker steigt, je schwächer und unselbständiger sie die Frau an ihrer Seite halten.

Alles spricht dafür, daß nicht nur unser Denken von der Biochemie in unserem Gehirn bestimmt wird, sondern daß umgekehrt auch unsere Gedanken einen Einfluß auf die dort wirksamen chemischen Substanzen ausüben: ein durchaus realer Grund dafür, in unserem Kopf keine düsteren Grübeleien überhandnehmen zu lassen (→ Seite 94)!

● Somatogene Depression (somatogen = körperlich bedingt): In unserem Organismus gibt es keine Einbahnstraßen, alle

Körper und Seele – eine Einheit

Systeme sind miteinander vernetzt. So besteht auch eine Wechselwirkung zwischen den Vorgängen in unserem Körper und unserem seelischen Befinden.

Bekannt ist, daß sich seelische Probleme in Asthma oder einem Magengeschwür niederschlagen können. Die psychosomatische Medizin, ein noch relativ junges Fachgebiet, beschäftigt sich damit, solche seelisch bedingten Störungen psychotherapeutisch zu beeinflussen.

Weniger Augenmerk wird leider bislang noch auf die Tatsache gerichtet, daß körperliche Unpäßlichkeiten oder Krankheiten auch zu einer Fehlsteuerung der biochemischen Vorgänge in unserem Gehirn führen können.

Ich möchte Ihnen an dieser Stelle nur einen Überblick über die Möglichkeiten geben. Auf die wichtigsten gehe ich im nächsten Teil des Buches ausführlicher ein (→ Seite 36).

Depressionen durch Krankheit

● Infektionskrankheiten: Nach einer schweren *Grippe* können Sie sich noch einige Zeit schlapp und lustlos fühlen, mißmutig herumhängen und sich zu nichts aufraffen. Nach einem *Pfeifferschen Drüsenfieber* oder einer *Hepatitis* (infektiöse Leberentzündung) kann dieser depressive Zustand sogar wochenlang anhalten. Dem Ausbruch von *Aids* geht er oft voraus.

● Wochenbettpsychose: Nach dem freudigen Ereignis versinken manche Frauen – für sie selbst unerklärlich – in Schwermut, weinen viel, fühlen sich ängstlich und reizbar. Meist klingt dieser Zustand in einigen Tagen wieder ab, seltener hält er monatelang an.

● Klimakterium: Auch während dieser kritischen Umstellungszeit sind viele Frauen von Niedergeschlagenheit, Lustlosigkeit und Reizbarkeit geplagt.

● Schilddrüsenüber- oder -unterfunktion: Sie haben im ersteren Fall mit rastloser Getriebenheit, Unruhe und Schlaflosigkeit, im zweiten mit Phlegma, Antriebslosigkeit und Gewichtszunahme zu tun und nehmen in beiden Fällen oft Einfluß auf die seelische Verfassung.

● Diabetes: Auch bei dieser Stoffwechselstörung kommen Depressionen vor.

● Hirnorganische Erkrankungen: *Schlaganfälle, Schädelverletzungen,* die *Parkinsonsche Krankheit* und Durchblutungsstörungen bei *Arteriosklerose* (Adernverkalkung) im Alter führen nicht selten zu Depressionen. Besonders bei alten Menschen wird dieser Tatbestand oft verkannt.

Vorsicht bei Medikamenten

● Medikamente: Mittel gegen hohen Blutdruck, die *Rauwolfia* enthalten, wie *Reserpin,* lösen häufig Depressionen aus. Auch nach *Betablockern* fühlen sich viele Menschen in ihrer Vitalität und ihrer Stimmung beeinträchtigt. Paradoxerweise kann man von *Antidepressiva* und *Schlafmitteln,* die ja gerade bei diesen Störungen eingenommen werden, erst richtig depressiv werden!

Auf die folgenden Ursachen, sich eine handfeste Depression einzuhandeln, möchte ich Sie mit besonderem Nachdruck hinweisen, zeigt sich in meiner Praxis doch immer wieder, wie viele depressive Menschen davon betroffen sind – und wie leicht sich hier Abhilfe schaffen läßt!

Wichtig!

● Amalgamplomben: Aus ihnen wird mit der Zeit Quecksilber frei, gelangt durch das Kiefergewebe in die Lymphbahn und verteilt sich im ganzen Körper. Besonders stark reichert es sich im Gehirn an (→ Seite 64).

● Nahrungsmittel-Allergie: Vor allem dieses Leiden verbreitet sich geradezu sprunghaft. Dabei laufen die Unverträglichkeits-Reaktionen auf Lebensmittel in der Regel versteckt ab, so daß der Betroffene nicht merkt, was er nicht verträgt. Gewöhnlich sind außer Depressionen andere Symptome damit verbunden (→ Seite 36).

● Darmstörungen: Stimmt das Darmmilieu nicht, wird die Seele durch die dort entstehenden Gase buchstäblich vergiftet. Wer beispielsweise an Verstopfung leidet, fühlt sich meist auch seelisch bedrückt, lustlos und pessimistisch. Eine immer größere Rolle spielt in dieser Hinsicht auch die Wucherung von *Candida-Pilzen* im Darm (→ Seite 49).

● Unterzuckerzustände: Das plötzliche Absinken des Blutzuckers führt zu Reizbarkeit, Depressionen und anderen Zuständen, die meist nicht erkannt werden (→ Seite 42).

● Mangelzustände an *Vitaminen* und *Mineralien* sind ebenfalls häufig Auslöser depressiver Verstimmungen (→ Seite 52).

Was hilft gegen Depressionen?

Ursachen finden und beseitigen

Alle oben erwähnten Ursachen müssen *zuallererst* unter die Lupe genommen und soweit wie irgend möglich abgestellt werden: Also Amalgam entfernen, Nahrungsmittel-Allergene meiden, die Ernährung umstellen, um Mangel- und Unterzuckerzustände auszuschalten. Dazu finden Sie an späterer Stelle nähere Hinweise (→ Seite 36).

17

**Besser:
Natürliche
Heilmittel**

● Pflanzliche Präparate, die *Johanniskraut, Kava-Kava* oder bei Unruhezuständen *Baldrian* oder *Hopfen* enthalten, sollten versucht werden, bevor zu schwereren Geschützen gegriffen wird (→ Seite 82).

● Homöopathische Mittel bewähren sich auch bei Depressionen und haben den Vorteil, daß ihnen Nebenwirkungen fehlen (→ Seite 88).

● Akupunktur: Durch Nadelung verschiedener Punkte am Körper – auch an der Ohrmuschel! – läßt sich eine deutliche Stabilisierung der Stimmung erzielen (→ Seite 90).

● Schlafentzug: Bleiben Depressive eine Nacht lang wach, so fühlen sie sich danach meist wesentlich beser. Leider hält die Wirkung nicht sehr lange an.

● Lichttherapie: Vor allem bei Patienten mit einer Depression, die sich in den dunklen Herbst- und Wintermonaten verstärkt, hilft die Bestrahlung mit sehr hellem Licht von 2500 Lux (zum Vergleich: eine Schreibtischlampe hat etwa 100 Lux). Auch Orange-Licht hat eine stimmungsaufhellende Wirkung.

**Licht hellt
auf**

● Psychotherapie: Wenn überwiegend psychische Gründe für die Depression verantwortlich sind, wenn aktuelle Probleme oder Belastungen bestehen, mit denen Sie nicht allein fertig werden, oder wenn Erlebnisse aus der Kindheit sich als Störfaktoren auswirken, sollten Sie auf jeden Fall die Hilfe eines Psychotherapeuten in Anspruch nehmen.

**Suchen Sie
sich Hilfe!**

Eine Darstellung der verschiedenen Richtungen finden Sie im letzten Teil des Buches (→ Seite 115). Hier möchte ich mich auf den Hinweis beschränken, daß gerade die Psychoanalyse bei Depressiven oft versagt, wenn nicht verschlimmert!

»Ich habe die Therapie abgebrochen, weil mich die Herumkramerei in der Seele nur noch tiefer in das Loch hineingezogen hat!« sagte eine Patientin, deren Aussage für viele steht. Das gilt vor allem für das akute Stadium einer Depression.

Ich rate deshalb, insbesondere bei schweren Fällen, mit der Psychotherapie erst dann zu beginnen, wenn der Patient wieder Boden unter den Füßen hat und durch die Therapie nicht überfordert wird.

Wann lassen sich Psychopharmaka nicht vermeiden?

In erster Linie soll es in diesem Buch ja darum gehen, Ihnen natürliche Wege zur Behandlung seelischer Störungen aufzuzeigen. Natürliche Behandlung auch deshalb, weil sich durch sie der Einsatz von Psychopharmaka häufig vermeiden läßt, die oft auch noch unkritisch verschrieben werden.

Medikamente können sinnvoll sein

In schweren Fällen und wenn sonst nichts hilft, plädiere ich jedoch dafür, solche Krücken vorübergehend zu nutzen, genauso wie man eine gefährliche bakterielle Infektion vernünftigerweise mit einem Antibiotikum behandelt.

Ich halte nichts davon, sich über Jahre mit einer Depression herumzuschleppen, nur weil man sein Gehirn nicht »mit Chemie manipulieren« will. Vergessen wir nicht, daß wir unsere Denkleistungen und unser normales Gefühlsleben ebenfalls zum großen Teil biochemischen Vorgängen verdanken, nämlich dem störungsfreien Zusammenspiel von Neurotransmittern und biogenen Aminen.

Angezeigt sind bei Depressionen *Antidepressiva* mit jeweils unterschiedlichem Wirkungsspektrum. Außer ihrer stimmungsaufhellenden Wirkung sind einige mehr angstlösend und beruhigend oder – bei starker Antriebsstörung – mehr anregend. Sie müssen von einem Arzt, am besten von einem Psychiater, verschrieben werden, der damit Erfahrung hat.

Beruhigungsmittel – eine Hilfe?

Leider werden gerade bei der Depression nicht selten Fehler in der Medikamenteneinstellung gemacht. Beruhigungsmittel, bekannt als *Tranquilizer,* aus der Gruppe der *Benzodiazepine* wirken zwar angstlösend, beruhigend und schlafeinleitend, aber die depressive Verstimmung wird dadurch nicht beeinflußt. Im Gegenteil, auf die Dauer kann sie durch diese Mittel sogar verstärkt werden. Außerdem besteht die Gefahr der Gewöhnung und Abhängigkeit von solchen Medikamenten, was bei echten Antidepressiva nicht zu befürchten ist. Auch bei Schlafmitteln besteht die Gefahr der Abhängigkeit.

Alkoholgefahr!

Nicht selten greifen depressive Menschen zu *Alkohol,* um die Angst, die Unruhe und die trostlose Stimmung wenigstens vorübergehend zu überwinden. Ein verhängnisvoller Weg, der meist in die Sucht führt! Außerdem kann Alkohol selbst die Depression verstärken, sieht man von seiner momentan aufheiternden Wirkung ab.

Ein Wort an die Angehörigen

Angehörige depressiver Patienten sind oft einer schweren Belastung ausgesetzt. Sie fühlen sich hilflos, überfordert und entwickeln manchmal auch verständliche Aggressionen gegen den Kranken. Dies besonders, wenn sie nicht erkennen, daß eine

19

echte seelische Störung vorliegt und alle Ratschläge nichts fruchten, ob sie nun gut gemeint sind oder mit einem Unterton von Gereiztheit gegeben werden wie: Der Betroffene solle sich doch »zusammenreißen«, sich nicht so »gehen lassen« oder mal einen schönen Urlaub machen, um sich zu erholen.

Angehörige brauchen Informationen

Auch als Angehöriger brauchen Sie sachliche Information über die Hintergründe einer Depression und Unterstützung bei der Bewältigung auftretender Probleme, am besten durch Betroffene in ähnlicher Lage.

Für depressive Patienten und deren Angehörige gibt es vielerorts Selbsthilfegruppen (Kontaktadresse → Seite 137).

• Bücher, die zusätzlich informieren:

Depressionen und Angst, Helga Kabza, Wort und Bild Verlag;

Die verkannte Krankheit – Depression, Ursula Nuber, Kreuz Verlag;

Sprechstunde: Depressionen, Dres. Almuth und Werner Huth, Gräfe und Unzer Verlag.

Getrieben von Unruhe und Aggressivität

Oft reizbar und nervös

Viele Menschen werden von einem Gefühl innerer Unruhe umgetrieben. Dazu gesellen sich oft Reizbarkeit und Nervosität. Bei der geringsten Belastung gehen diese dünnhäutigen Zeitgenossen an die Decke, bekommen Ausbrüche von Ärger oder Wut, oft gefolgt von schlechtem Gewissen, weil sie sich nicht besser beherrschen konnten.

Die Betroffenen merken meist genau, daß bei ihnen eine permanente reizbare Stimmung vorliegt, die das Normalmaß überschreitet.

Jugendliche sind häufig betroffen

Auch bei Jugendlichen ist diese innere Unruhe, gepaart mit Aggressivität, verbreitet, treibt sie auf die Straße und zu allerhand Aktivitäten, Gewalttaten eingeschlossen. Randale im Fußballstadion und das Zusammenschlagen harmloser Passanten, nur damit »action« geboten wird, stellen erschreckende Zeiterscheinungen dar.

Sicherlich lassen sich für diese Erscheinungen Gründe aus den Lebensumständen des einzelnen finden: Überforderung bei den Müttern, berufliche Überlastung oder bei den Jugendlichen zerrüttete Familienverhältnisse und der Mangel an Zielen, Wertvorstellungen und Idealen.

20

Körperliche Ursachen

Wie ich jedoch täglich in der Praxis feststellen kann, sind für diese Zustände meist auch ganz handfeste körperliche Gründe verantwortlich, die es zu erkennen und abzustellen gilt, um rasch Abhilfe zu schaffen. Das können sein: eine *Nahrungsmittel-Allergie, Hypoglykämie, Elektrosensibilität, Mineralienmangel, Amalgamvergiftung* (→ »Körperliche Ursachen – seelische Folgen«, Seite 36).

Überaktivität bei Kindern

Es ist für die betroffenen Kinder und ihre Familien tragisch, daß noch bis heute bei Ärzten, Psychologen, Lehrern und Sozialarbeitern zu wenig über die Hintergründe dieser Störung bekannt ist, an der mindestens 10 bis 15 Prozent aller Kinder leiden.
Meist spüren die Mütter instinktiv, daß mit ihrem Kind irgendetwas nicht in Ordnung ist, daß die Unruhe, die Mißlaunigkeit, die Schlafstörungen und die Aggressivität einen Grund haben müssen. So beginnt denn die mühevolle Suche nach fachmännischer Hilfe, die für das Kind oft lediglich in eine Spiel-Therapie mündet und für die Mutter in eine psychologische Beratung, weil vermutet wird, ihre Eheprobleme übertrügen sich auf das Kind oder sie erziehe es falsch.
Dabei handelt es sich bei den überaktiven Kindern *nicht* um ein psychologisches Problem. Sie leiden vielmehr an einer organischen Störung, nämlich einem Ungleichgewicht der Überträgersubstanzen, die die Informationen im Gehirn von einer Zelle zur anderen weitergeben. Schon bei den Depressionen hatten wir den gleichen Mechanismus besprochen (→ Seite 13).
Bei überaktiven Kindern ist die Biochemie im Kopf an anderer Stelle gestört: Die Substanz *Noradrenalin* ist gehemmt bis blockiert. Daraus resultiert eine Reihe von Verhaltensauffälligkeiten und Störungen:
● Übertriebener Tätigkeitsdrang: Kaum sind die Kinder fähig, sich fortzubewegen, stellen sie unentwegt etwas an, reißen Gegenstände aus den Schränken, Geschirr vom Tisch, werfen Lampen um, räumen das Bücherregal aus. Sie sind unaufhörlich in Bewegung, zappeln herum, trommeln mit den Fingern, trampeln mit den Füßen. Alles Spielzeug wird hervorgezerrt, jedoch bleibt das Kind nie lange bei der Sache. Auch beim Vorlesen verliert es schnell das Interesse. Bei Tisch kann es nicht

Kein psychologisches Problem

Gestörte Biochemie

21

ruhig sitzen, eine Autofahrt wird zur Nervenprobe für alle Beteiligten.

Die Überaktivität oder Hyperkinese (von hyper = über, kine = Bewegung) ist zwar meist das hervorstechendste Symptom, kann jedoch auch einmal fehlen oder ins Gegenteil verkehrt sein, also in Hypoaktivität, Antriebslosigkeit und Phlegma.

● Konzentrationsschwäche und Ablenkbarkeit: Die Kinder haben nur eine kurze Aufmerksamkeitsspanne, können sich nicht konzentrieren, hören nicht zu, vergessen alles schnell wieder – **Ermahnungen helfen nicht** auch alle Ermahnungen, weswegen keine Erziehungsmaßnahme greift.

● Auffälliges Verhalten: Sie spielen gern die erste Geige, wollen immer im Vordergrund stehen, nörgeln, necken andere, fangen leicht Streit an, können sich schlecht beherrschen, geraten rasch in Wut, sind unordentlich, unsystematisch; benehmen sich nicht ihrem Alter entsprechend.

● Schulschwierigkeiten: Trotz in der Regel normaler Intelligenz sind alle diese Kinder mehr oder weniger lernbehindert, was einerseits aus ihrer Konzentrationsschwäche zu erklären ist, andererseits aber auch aus häufig vorliegenden Teilleistungsschwächen, zum Beispiel im mathematischen Bereich, vor allem aber beim Lesen und in der Rechtschreibung *(Legasthenie)*. Da die Kinder durch ihre Unruhe den Unterricht **Endstation Sonderschule** empfindlich stören, werden sie oft in die Sonderschule abgeschoben, wohin sie nicht gehören!

● Körperliche Symptome: Feinmotorische Bewegungsstörungen, Bettnässen, Schreiattacken als Säugling, Schlafstörungen, Alpträume, Blässe, Augenringe, Verdauungsbeschwerden, Bauchschmerzen, Mandelvergrößerung, Lidschwellungen, Müdigkeit.

Was hilft bei Überaktivität?

Die Anlage dazu ist meist erblich bedingt. Jedoch gibt es Auslöser, die eine Stoffwechselentgleisung im Gehirn gewissermaßen ausklinken. Diese Auslöser sollten unter allen Umständen eliminiert werden. Dabei handelt es sich um:

Auslöser: Lebensmittelzusätze • Lebensmittelzusätze wie Farbstoffe, Konservierungsmittel, Emulgatoren, Phosphate (in Speiseeis, Wurst, Schmelzkäse, Backpulver, Limonadegetränken!). Daß die Zahl überaktiver Kinder besorgniserregend ansteigt, hängt nicht zuletzt mit der immer mehr um sich greifenden Lebensmittel-Industrialisierung zusammen. All diese Zusatzstoffe müssen streng gemieden werden.

Auslöser: Nahrungsmittel

• Natürliche Nahrungsmittel-Allergene: Milch, Eier, Nüsse, Schokolade, Zitrusfrüchte, aber auch Weizen oder Tomaten können die Überaktivität auslösen und unterhalten. Hier hilft nur eine allergenfreie Diät (→ Seite 36).

• Hypoglykämie: Betroffene Kinder neigen zu Unterzuckerzuständen, weswegen Zucker, Süßigkeiten und Limonadegetränke häufig eine Verschlimmerung bewirken (→ Seite 42).

• Mineralienmangel: Oft fehlen Calcium, Magnesium, Mangan, Zink und Selen (→ Seite 52).

• Candida-Pilze im Darm (→ Seite 49).

Eine allergenfreie Diät hilft

Bei etwa 80 Prozent der Kinder kann allein durch eine allergen- und Lebensmittelzusatz-freie Diät eine oft verblüffende Besserung ihrer Überaktivität erreicht werden. Viele Eltern stellen bereits nach ein bis zwei Wochen fest, daß sie ein »ganz anderes Kind« zu Hause haben. Die rastlose Unruhe ist verschwunden, plötzlich sind die Kinder Erziehungsmaßnahmen wieder zugänglich, können sich in der Schule besser konzentrieren.

Nach Weglassen der unverträglichen Lebensmittel bildet sich die Allergie dagegen von selbst zurück. Nach einem halben bis einem Jahr kann meist mit geringen Einschränkungen (Milch, Zitrusfrüchte, Nüsse, Zucker, übermäßig Süßigkeiten, Zusatzstoffe) alles wieder gegessen werden. Mangelzustände sind nicht zu befürchten, da die Ernährung (einschließlich Ziegen- und Schafsmilchprodukte) abwechslungsreich genug bleibt.

Bewußter Verzicht als wertvolle Erfahrung

Nach meiner Erfahrung sind Kinder meistens zum vorübergehenden Einhalten von Einschränkungen beim Essen durchaus zu motivieren, merken sie doch zur »Belohnung« nicht selten nach einer knappen Woche bereits, daß sie sich wesentlich besser fühlen. Dies durch eigenen Einsatz erreicht zu haben, halte ich in einer Zeit, in der für Kinder und Erwachsene gleichermaßen bewußter »Verzicht« ein Fremdwort geworden ist, für eine wertvolle Lebenserfahrung.

● Homöopathische Mittel wirken unterstützend (→ Seite 88).

● Koordinations-Training: Eine Störung der Koordination, also des Zusammenspiels zwischen linker und rechter Hirnhälfte, die bei den meisten überaktiven Kindern vorliegt, wird durch bestimmte körperliche Übungen deutlich gebessert. Man nennt diese Methode *Edukinesthetik*. Eltern können sich aus einem Buch darüber informieren (siehe unten) oder sich über das *Insti-*

23

tut für Angewandte Kinesiologie in Freiburg (Adresse Seite 137), einen Therapeuten in ihrer Nähe nennen lassen.

● Die Klangtherapie bessert Unruhe und Konzentrationsschwäche (→ Seite 92).

Manchmal notwendig: Medikamente

● Stimulantien: Nur sehr selten, in besonders schweren Fällen oder wenn das Kind die Diät partout nicht mitmachen will, sind Medikamente wie *Ritalin* oder *Amphetamin* nötig. Sie gehören der Gruppe der Stimulantien an, sind also eigentlich »Schnellmacher«. Bei überaktiven Kindern wirken sie jedoch umgekehrt, also beruhigend. Offensichtlich greifen sie im gestörten Hirnstoffwechsel an der richtigen Stelle harmonisierend ein.

Die Mittel können gewisse Nebenwirkungen auslösen wie Bauchschmerzen, Blässe, Appetitlosigkeit, die allerdings meistens nur zu Anfang bestehen.

Ich rate selbstverständlich, immer erst einmal alle natürlichen Wege zu erproben. Droht jedoch ein Scheitern in der Schule, leidet das Kind stark darunter, daß es überall aneckt und abgelehnt wird, sollte ein Versuch mit den genannten Medikamenten gemacht werden.

Als erstes: natürliche Behandlung

● Psychotherapeutische Betreuung allein ändert nichts an dem Zustand der Kinder, handelt es sich doch um eine organische Ursache der Störung. Unterstützend kann sie hilfreich sein, auch um die Eltern in der Erziehung zu beraten. Diese sollte gleichermaßen zu große Härten und zu starke Nachgiebigkeit vermeiden, dagegen konsequent einen festen Rahmen setzen.

Konsequent sein!

● Lichtblick: Die Störung wächst sich nach der Pubertät aus. Die motorische Unruhe kann sich bereits mit 12 Jahren verlieren. Viele Jugendliche holen später auf dem zweiten Bildungsweg schulisch Versäumtes nach.

Bleiben kann bis ins Erwachsenenalter eine gewisse Konzentrationsschwäche und gefühlsmäßige Unausgeglichenheit.

● Bücher, die zusätzlich informieren:

Das hyperaktive Kind, Dr. Anne Calatin, Heyne Taschenbuch, Ratgeber;

Das Handbuch der Edukinesthetik für Eltern, Lehrer und Kinder, Verlag für angewandte Kinesiologie, Freiburg.

● Rat und Hilfe durch den *Arbeitskreis überaktives Kind* (Adresse → Seite 137).

Von Ängsten gequält

Das Gefühl der Angst ist ein Urphänomen, das wir Menschen mit allen anderen Lebewesen teilen. Für alle hat es die nützliche Funktion des Warners vor Gefahren, worauf unsere Vorfahren noch mehr angewiesen waren als wir durch Bequemlichkeit und Sicherheit verwöhnten Menschen des Industriezeitalters.

Angst ist angeboren

Interessanterweise scheinen uns die Muster der Angstobjektive angeboren zu sein. So zeigten Affenbabys, die sofort nach der Geburt in einen sicheren Käfig gebracht wurden, beim ersten Anblick einer Schlange deutliche Angstreaktionen. Dazu genügten sogar schon Plastikimitationen ihres natürlichen Feindes.

Bei Gesunden ist eine solche Angstreaktion nach Bewältigung der Situation sofort wieder abgeklungen. Bei starkem Schreck kann sie allerdings auch vorübergehend panikartige Formen annehmen, bei denen schlagartig das Großhirn ausgeschaltet wird und Zentren aus der frühen Entwicklungsgeschichte unserer Art die Oberhand gewinnen: Flucht- oder Angriffsreflexe.

So erklären sich beispielsweise viele Fälle von Fahrerflucht oder andere völlig unverständliche Verhaltensweisen in außergewöhnlichen Situationen.

Neurose – die verdrängte Angst

Besonders einschneidende, mit Angst verbundene Erlebnisse können wir, statt sie seelisch zu verarbeiten, ins Unterbewußtsein verdrängen, wo sie dann allerdings wie der Schloßgeist herumspuken und unser Verhalten beeinflussen können.

Freud nannte diesen Mechanismus *Neurose* und stellte die therapeutische Forderung auf, in langen Sitzungen durch Deutung von Träumen und durch »freies Assoziieren«, das heißt, dem Aneinanderreihen von unwillkürlich aus der Tiefe des Gemüts aufsteigenden Gedankenfetzen, diese verdrängten und vergessenen Erlebnisinhalte wieder ans Tageslicht zu befördern und damit aufzulösen (→ Seite 116).

Zuviel Angst macht krank

Aus immer wiederkehrenden Konfrontationen mit angsteinflößenden Situationen können sich Abwehrmechanismen entwickeln, die sich nicht selten in körperlichen Symptomen niederschlagen wie *Herzbeschwerden, Kopfschmerzen* oder *Asthma*. Oder es entstehen daraus typische Charaktereigenschaften, die den Betroffenen angstauslösende Situationen vermeiden lassen: Er wird übertrieben vorsichtig, risikoscheu, schüchtern oder pedantisch. Auch hinter aggressivem Verhalten steckt oftmals als verstecktes Motiv lediglich Angst.

Wenn Angst sich selbständig macht

Löst sich die Angst von dem realen Auslöser ab, macht sie sich sozusagen selbständig, so wird der Betroffene von Angst- und Panikanfällen heimgesucht, für die er keinen Grund benennen kann. Man spricht in solchen Fällen von der *frei flottierenden Angst,* einem äußerst quälenden Zustand. Manche meiner Patienten berichten, wie sie ohne Anlaß, aus heiterem Himmel, häufig auch nachts, von massiven Ängsten angefallen werden und ihnen hilflos ausgeliefert sind.

Ängsten hilflos ausgeliefert

Eine ganz bestimmte psychische Struktur prädestiniert für Angstzustände. Meist befallen sie Menschen mit einem eher melancholischen Temperament, *Introvertierte,* die mehr von ihrem Innenleben gesteuert werden als von Außenreizen wie die *Extravertierten.* Sie ziehen sich gern in sich zurück und errichten eine Schranke zwischen sich und der Welt, sind kontaktarm und können schlecht aus sich herausgehen.

Introvertierte Menschen sind oft betroffen

In unserer Zeit, in der nur etwas gilt, wer nach außen hin flexibel ist, sich rasch auf neue Gegebenheiten einstellt, charmant und erfolgreich ist und ohne Schwierigkeit mit anderen kommunizieren kann, geraten solche Menschen oft ins Hintertreffen und müssen sich entgegen ihrer Natur dem modernen, von Konkurrenzdenken geprägten Trend anpassen.

Mit der daraus resultierenden Ellbogenmentalität zusammen mit Streß im Beruf oder schon beim Autofahren ist auf körperlicher Ebene meist eine erhöhte Ausschüttung des Hormons *Adrenalin* verbunden, das in der Nebennierenrinde produziert wird. Dies nun steigert deutlich die Anfälligkeit für Angstzustände, besonders bei Menschen mit einem anlagebedingt leicht erregbaren vegetativen Nervensystem (das unsere unbewußten Körpervorgänge steuert). Das ist meist der Typ, der leicht errötet, schwitzige Hände oder Herzklopfen bekommt.

Adrenalin und Angst

Phobien – Furcht vor der Fliege an der Wand

Phobien stellen eine Sonderform der Angst dar, die recht verbreitet ist und für die Betroffenen oft eine peinvolle Behinderung bedeutet. Sie fürchten sich vor etwas Bestimmten, ohne daß dafür ein objektiver Grund vorliegt.

Sie fürchten sich vor Aufzügen, Rolltreppen, U-Bahnen, vor Plätzen oder Höhen, vor engen, geschlossenen Räumen, Kinos und vorm Fliegen, vor Telefonen und Anrufbeantwortern, vor Hunden, Mäusen, Spinnen, Knöpfen, Stecknadeln, vor dem An-

Grundlose Angst

26

blick von Blut, vor Bazillen, Gewitter, Wasser, der Dunkelheit und anderem mehr.

Soweit wie möglich werden solche angstauslösenden Situationen vermieden. Aber wer schon beim Betreten eines Flugzeugs vor Angst ohnmächtig zu werden droht, ist heute beruflich oft sehr im Hintertreffen. In schweren Fällen von Platzangst verläßt der Betroffene seine Wohnung überhaupt nicht mehr.

Wie eine Phobie entsteht, ist letztlich noch nicht geklärt. In diesem Zusammenhang ist jedoch ein wissenschaftliches Experiment recht aufschlußreich: Man ließ einen kleinen Jungen mit einer Ratte spielen, wobei er keine Angstreaktion zeigte. Dann wurde immer, wenn das Kind mit der Ratte spielte, ein häßliches, schrilles Geräusch erzeugt, das ihm Angst machte. Nach Weglassen des Geräuschs hatte der Junge jetzt beim bloßen Anblick der Ratte Angstzustände. Es war also so etwas wie eine Fehlschaltung im Nervensystem eingetreten.

Eine Fehlschaltung im Nervensystem

Was hilft bei Angstzuständen?

Es gibt unübersehbare Anzeichen dafür, daß – wie bei Depressionen (→ Seite 10) – auch als Auslöser von Angstzuständen körperliche Faktoren häufiger beteiligt sind als angenommen. Lesen Sie hierzu aufmerksam die Abschnitte über:

• Nahrungsmittel-Allergie (→ Seite 36),
• Amalgam-Vergiftung (→ Seite 64),
• Unterzuckerzustände (→ Seite 42).

Alle drei Störungen können mit quälenden Angstzuständen verbunden sein!

● Psychotherapeutische Behandlung: Besonders erfolgreich sind hierbei die *Verhaltenstherapie* mit einem Anti-Angsttraining unter der Maßgabe, daß ein eingeschliffenes, erlerntes Fehlverhalten auch wieder verlernt werden kann (→ Seite 120) und die *Neurolinguistische Programmierung* (→ Seite 122), bei der Ängste durch gesteuerte Vorstellungsbilder gelöscht werden.

Erlerntes Fehlverhalten wieder verlernen

● Die Logotherapie (→ Seite 130) hat eine ebenso probate wie originelle Methode zur Löschung von Angstzuständen anzubieten, die *paradoxe Intention:* Sie geht davon aus, daß die Angst vor der Angst das Symptom unterhält, daß Ängste aber nur so lange wirksam sein können, wie man verzweifelt gegen sie ankämpft und vor ihnen zu fliehen versucht. Nun macht man sich das Gegenteil zunutze: Der Betroffene muß sich inständig seine Furcht herbeiwünschen, redet sich also im Fall eines Schreibkrampfes ein, daß dieser ihn gleich so heftig befallen möge wie noch nie. Doch er wird verwundert feststellen, daß der Krampf ausbleibt, denn das Eintreten der Furcht wird dadurch verhindert, daß man sie sich herbeiwünscht.

Angst – Blockaden im Energiefluß

● Ein noch einfacheres Rezept, Phobien loszuwerden, kennt der amerikanische Psychologe *Dr. Robert J. Callaghan*. Angstzustände sind nach seiner Erfahrung Blockierungen im Energiefluß des Körpers.

Daß die Lebensenergie uns in einem bestimmten Rhythmus auf festen Bahnen durchläuft, haben bereits die alten Chinesen gewußt. Auf dieser Erkenntnis basieren die Akupunktur, bei der verschiedene Punkte auf diesen Energielinien, den *Meridianen*, mit Nadeln behandelt werden, sowie die *Kinesiologie* (von griech. »kine« = Bewegung). Dies ist eine Methode, mit deren Hilfe über bestimmte Muskeln und Punkte am Körper eine entgleiste Energiebalance wieder hergestellt werden kann.

Callaghan beschreibt in seinem Buch *Leben ohne Phobie* (siehe unten), wie er über Jahre viele Menschen auf Dauer von ihrer Phobie vor Höhe, vorm Fliegen, vor Schlangen, Pferden, Hunden, dem Auftreten vor Publikum, Partys, der Nähe eines Liebespartners geheilt hat, und zwar in 85 von je 100 Fällen!

Nichts weiter ist notwendig, als das Beklopfen von bestimmten Körperpunkten an der Hand, unterhalb der Augen und an der zweiten Zehe, wobei sich der Betroffene währenddessen intensiv die seine Phobie einjagende Situation vorstellt.

Sie können diese ebenso verblüffende wie einfache Methode durch einen in Kinesiologie ausgebildeten Therapeuten durchführen lassen (Kontaktadresse → Seite 137) oder im Do-it-yourself-Verfahren allein oder mit einem Freund erproben. Callaghans Buch (→ Seite 29) gibt dazu eine genaue Anleitung.

Hilfe durch natürliche Mittel

Darüber hinaus sind – besonders auch bei der frei flottierenden Angst ohne entsprechendes Objekt – die klassische Homöopathie (→ Seite 88) und Bachblüten (→ Seite 84) zu empfehlen.

Vorsicht bei Alkohol!

Alkohol sowie beruhigende und angstlösende Psychopharmaka bewirken jedoch nur eine momentane Erleichterung, verschlimmern die Situation dagegen durch Gewöhnungseffekt, Suchterzeugung und Nebenwirkungen auf die Dauer dramatisch, weswegen davor nur gewarnt werden kann!

Bedenken Sie, daß Beruhigungsmittel oft gerade das erzeugen, was man durch sie loswerden will: Schlaflosigkeit, Depressionen und Angstzustände!

• Bücher, die zusätzlich informieren:
Leben ohne Phobie, Robert J. Callaghan, Verlag für angewandte Kinesiologie, Freiburg.

Ständig müde und erschöpft

Nichts höre ich im Praxisalltag häufiger als Klagen über ständige Müdigkeit, Erschöpfung, Energielosigkeit.

»Von Beruf müde« könnte man diesen enervierenden Zustand auf eine gängige Formel bringen. Dabei erfrischt auch eine lange Schlafpause nicht. »Ich stehe schon zerschlagen auf!« sagen viele. Hinzu gesellen sich oft Gefühle von Lustlosigkeit, Reizbarkeit, depressiver Verstimmung und Schlafstörungen.

Auch Schlafen hilft nicht

Wie das? möchte man sich bei oberflächlicher Betrachtung fragen. In einer Zeit der 38-Stunden-Woche, mit langem Urlaub und Befreiung von stressiger Plackerei durch Automatisierung auf allen Gebieten inklusive Haushalt sollte man meinen, daß es uns so gut gehen müßte wie keiner Generation zuvor!

Doch dafür, daß dem nicht so ist, gibt es, wie wir sehen werden, gute Gründe. Zustände von ständiger Müdigkeit und Erschöpfung ergeben sich meist aus einer Überforderung unseres vegetativen Nervensystems, das unsere unbewußten Körperfunktionen reguliert. Betroffen ist vor allem die Hirnanhangsdrüse (Hypophyse), die ein Hormon ausschüttet, das seinerseits die Nebenniere zur Produktion des *Streßhormons Adrenalin* anregt. Dieses bringt uns in Phasen der Anspannung, der Anstrengung, der Gefahr so richtig in Alarmstimmung. Es mobilisiert stille Reserven, beschleunigt den Herzschlag, steigert Blutdruck und Blutzucker. Eine Ausschüttung von Adrenalin bewirkt also einen Energiezuwachs, der uns befähigt, eine kritische Situation besser zu meistern.

Das vegetative Nervensystem ist überfordert

Unsere Ahnen in grauer Vorzeit profitierten bei der Jagd auf Bär und Auerochs von diesem nützlichen Mechanismus aufs beste: Der Erregungszustand wurde körperlich nach außen abreagiert. Bei unseren heutigen Streßsituationen, die noch dazu viel langfristiger auf uns einwirken, bleiben wir nach außen unbewegt – oder wer haut seinem Chef bei einer Auseinandersetzung schon einen Stuhl über den Schädel?

Wir beherrschen uns unter der Devise »Keep smiling« mit dem Ergebnis, daß das Streßpotential nach innen schlägt und hier

29

Schaden anrichtet. Der kann sich in körperlichen Symptomen äußern wie *Herzinfarkt, Magengeschwüren, chronischen Verdauungsbeschwerden, Hormonstörungen, Impotenz, Schwächung des Immunsystems* und damit steigender Infektanfälligkeit – oder eben in Müdigkeit und Erschöpfung.

Ständige Reize überfordern

Ein Organ, das durch ständige Reize aufgepeitscht und überfordert wird, streckt eben irgendwann einmal die Waffen und läßt in seiner Leistung nach. So geht es auch unserer Nebenniere, die erlahmt und mit der Produktion des Streßhormons Adrenalin nicht mehr nachkommt. Die Folge: Unser Lebensmotor gerät ins Stottern.

Abgesehen von den erwähnten Erleichterungen unserer äußeren Lebensumstände gibt es bei näherem Hinsehen in der Tat eine Menge Faktoren, die unser vegetatives Nervensystem mehr belasten als in früheren Zeiten. Sie ergeben sich aus unserer modernen Zivilisation, die bestimmt wird von Konkurrenz, Ehrgeiz und Prestigedenken; von Hierarchien im beruflichen Leben; dem Zwang, sich organisatorischen Strukturen unterzuordnen, auf die man keinen Einfluß hat; von der Verfremdung der Arbeit, mit der sich der einzelne gefühlsmäßig oft nicht mehr identifizieren kann, die jedoch permanente Aufmerksamkeit und Daueranspannung erfordert, wie am Fließband oder am Computer.

Äußere Zwänge

Hinzu kommt der Konfliktstreß im persönlichen Bereich, die Abhängigkeit von einem unberechenbaren Chef, die erzwungene Zusammenarbeit mit Kollegen, die gleichzeitig auch Konkurrenten sind, der Zwang zu immer höherem Verdienst, teils wegen der steigenden Lebenshaltungskosten, teils auch, um mit Modetrends oder den Nachbarn Schritt zu halten.

Konflikte, Leistungsdenken

Frauen setzen sich unter Druck, um gleichzeitig sowohl ihrer beruflichen Selbstverwirklichung nachzugehen als auch ihren häuslichen Pflichten nachzukommen. Der Halt, den die Menschen früher in der Großfamilie fanden, ist weggefallen, hohe Scheidungsraten schaffen für viele eine unsichere private Situation. Einsamkeit, Langeweile, Isolation und ein Gefühl des Unausgefülltseins sind Streßfaktoren, die sich ebenso schädlich auswirken wie ihr Gegenteil, die Überforderung.

Allesamt leiden wir heute am Mangel aufbauender, stabilisierender Kräfte, die sich aus einem freundschaftlichen Miteinander ergeben, aus Hilfsbereitschaft, einem verständnisvollen Gespräch, dem liebevollen Umgang mit dem Nächsten. Dafür zerren Lärm, Straßenverkehr und Enge in kleinen Wohnungen an unseren Nerven.

Selbst-gemachter Streß

Häufig ist der Streß selbstgemacht: Wir sorgen nicht genug für Ruhe- und Entspannungsphasen, sondern setzen uns in unserer Freizeit weiterer Reizüberflutung aus, und sei es nur durch die Berieselung mit negativen oder Ängste erregenden Fernsehfilmen. Solche Sendungen fordern unserer malträtierten Nebenniere zusätzlich die Produktion von Adrenalin ab.

Was hilft bei Müdigkeit und Erschöpfung?

Die Überforderung unserer Streßtoleranz ist nur auf der einen Seite verantwortlich für die weite Verbreitung von Erschöpfungszuständen. Auf der anderen Seite aber wird unser System von verschiedenen zusätzlichen Faktoren so geschwächt, daß wir auch »normalen« Streß schlechter wegstecken, als dies eigentlich sein müßte.

Finden Sie die Ursachen heraus!

Die Gründe dafür – nachfolgend aufgeführt – gilt es ebenso abzustellen wie die oben erwähnten Belastungen, soweit dies möglich ist.

● Überprüfen Sie, ob eine Nahrungsmittel-Allergie vorliegt (→ Seite 36).

● Lassen Sie feststellen, ob eine Darminfektion mit dem Pilz Candida albicans besteht, die behandelt werden muß. Gerade bei dieser Infektion ist lähmende Müdigkeit das führende Symptom! (→ Seite 49)

● Falls eine Quecksilber-Intoxikation vorliegt, lassen Sie Ihre Amalgamplomben entfernen (→ Seite 64).

● Überprüfen Sie, ob Sie an einer Elektrosensibilität leiden oder auf einem durch Erdstrahlen gestörten Platz schlafen (Rutengänger bestellen, Adresse → Seite 137).

● Vermeiden Sie Fehler in der Lebensführung. Sorgen Sie für eine vitalstoffreiche Ernährung. Schaffen Sie einen Ausgleich bei Mangelzuständen an Vitaminen, Mineralien und Spurenelementen (→ Seite 52).

Ruhe und Erholung

● Gönnen Sie sich ausreichende Ruhe- und Erholungsphasen.

● Stabilisieren Sie Ihr Energiesystem, zum Beispiel durch Akupunktur (→ Seite 90) oder »Die fünf Tibeter« (→ Seite 83).

● Homöopathie (→ Seite 88) und Bachblüten (→ Seite 84).

● Bücher, die zusätzlich informieren:

Phänomen Stress, Frederic Vester, Deutsche Verlagsanstalt.

Eß-Störungen

Bulimie – die heimliche Krankheit

Die Freß-Kotzsucht, wie diese gespenstische und überaus quälende Störung salopp genannt wird, hat sich in den letzten 10 bis 15 Jahren unter jungen Frauen so erschreckend verbreitet, daß man von einer heimlichen Seuche sprechen kann.

Betroffen: Junge Frauen

Es handelt sich dabei um eine meist in der Adoleszenz oder im frühen Erwachsenenalter beginnende Eßstörung, die gekennzeichnet ist durch den unwiderstehlichen, anfallsartigen Drang, große Nahrungsmengen innerhalb kurzer Zeit in sich hineinzuschlingen, und begleitet wird von der konstanten Angst vor Gewichtszunahme.

Dabei treten anfallsartige Freßattacken mit Kontrollverlust im Wechsel mit normalem Eßverhalten auf. Das normale oder nur leichte Übergewicht wird durch zunächst selbst herbeigeführtes, später reflexartiges heimliches Erbrechen mit Schwankungen um einige Kilogramm konstant gehalten. Durch die Merkmale der Sucht, den unbeeinflußbaren Zwang zum Essen, unterscheidet sich die Bulimie von anderen Formen reichlicher Nahrungsaufnahme, wie bei Übergewicht.

Immer wieder erschüttern mich die Berichte Betroffener, die ihr Leiden meist verheimlichen, weil sie allenthalben auf Unverständnis ihrer Umgebung stoßen.

Ein Teufelskreis

Eine 21jährige Studentin schildert ihr Leben so: »Vor etwa fünf Jahren fing die Fresserei an. Seitdem ist sinnloses In-mich-Hineinfressen das einzige, was ich tue – ein Teufelskreis, aus dem ich nicht herauskomme. Ich verfresse all mein Geld. Meistens gehe ich den ganzen Tag nur von Geschäft zu Geschäft und kaufe Eßwaren. Sofort, wenn ich an der Kasse bezahlt habe, stopfe ich pfundweise Käse, Wurst, Schokolade, Brot, Gebäck oder Kekse in mich hinein ... Ich verliere völlig die Kontrolle über mich selbst, weiß dann gar nicht mehr, was ich alles gegessen habe. Manchmal schäme ich mich, ziehe mich mit meinem Freßpaket in die Damentoilette eines Kaufhauses zurück,

Die Kontrolle geht verloren

wo ich ungestört fressen kann, und verbringe dort Stunden. Abends oder sonntags, wenn die Geschäfte geschlossen haben, suche ich Tankstellen auf, gehe zum Bahnhof oder in Gaststätten, um an etwas Eßbares zu kommen ... Oft habe ich nach einem Eßanfall furchtbare Magenschmerzen, liege dann die ganze Nacht wach, fühle mich elend und bin völlig erschöpft.

Der Ekel vor mir selbst drückt mir die Kehle zu. Dann wünsche ich mir, mein sinnloses Leben endlich wegschmeißen zu können. Das Schlimme ist,daß kein Mensch begreift, daß Essen ein Problem sein kann ...«

Ein wahres Martyrium Ein wahres Martyrium, dem die Betroffenen ausgeliefert sind, ohne daß ihnen Ärzte oder Psychologen meist wirksame Hilfe anbieten können. Denn noch ist die Ursache dieser peinigenden Störung nicht aufgeklärt.

Zwar liegen bei den meisten jungen Frauen psychische Auffälligkeiten vor wie Verlassenheitsängste, Kränkungen, Frustrationen, Einsamkeit, Versagen im Beruf oder in der Ausbildung, Enttäuschungen in Liebe oder Freundschaft. Doch kommt diesen Umständen wohl eher die Bedeutung von Auslösern zu. Vieles spricht dafür, daß auch hier eine *körperliche Komponente* mit im Spiel ist: Zum Beispiel die Fehlsteuerung von Appetitzentrum und Sättigungsmechanismus als mögliche Folge eines initialen Hungerversuchs. **Psychische Ursachen**

Körperliche Ursachen

Tatsächlich berichten viele junge Mädchen, daß sie wegen ihres »Babyspecks« gehänselt worden seien und eine Abmagerungskur gemacht hätten. Es ist leicht möglich, daß dadurch die normalen Reaktionsmechanismen der Nahrungsaufnahme gestört wurden und anschließend verrückt spielen.

Auch daß eine erbliche Veranlagung zu Eßstörungen in manchen Familien gehäuft vorkommt und Ödeme, Verstopfung, bläulich verfärbte Hände und Füße, niedriger Blutdruck, Leberzellschädigung, Ausbleiben der Periode und Zuckerkrankheit überdurchschnittlich häufig auftreten, legt den Verdacht nahe, daß eine körperliche Störung am ehesten im Bereich des Zwischenhirns (Hypothalamus) vorliegt. Schon vor vierzig Jahren wurde angenommen, daß in diesen Hirnzentren, die unsere Triebe wie Essen und Sättigungsgefühl steuern, und damit zusammenhängend im Hormonhaushalt die Störung zu suchen ist. **Erbliche Veranlagung**

Was hilft bei Bulimie?

Leider habe auch ich kein Patentrezept zu bieten. Bei drei Patientinnen konnte ich jedoch eine Nahrungsmittel-Allergie (→ Seite 36) feststellen. Nach Vermeiden aller Allergene hörten die Eßanfälle auf, stellten sich aber bezeichnenderweise beim Essen eines Allergens (wie Weizen, Zucker oder Mais) wieder ein. Ohne anhand dieser wenigen Fälle vorschnelle Rückschlüs-

33

se ziehen zu wollen, sollte doch im einzelnen Fall geprüft werden, ob nicht Nahrungsmittel-Allergene, die über die Darmwand in das Blut und damit ins Gehirn gelangen, das Eßzentrum irritieren und damit die unkontrollierbaren Eßanfälle **Allergenfrei essen!** auslösen. Die Konsequenz wäre das strikte Einhalten einer allergenfreien Ernährung.

Weiterhin fällt auf, daß die Eßsucht sich zum großen Teil auf Kohlenhydrate, also Gebäck, Brot, Keks, Kuchen, Schokolade und andere Süßigkeiten bezieht. Es wäre daher auch zu prüfen, ob Unterzuckerzustände (→ Seite 42) als Auslöser in Erwägung zu ziehen sind.

Auffällig ist ebenfalls, daß die Bulimie zunächst in den USA epidemieartig auftrat, bevor sie sich auch in Deutschland ausbreitete. Gerade Amerika aber ging uns mit der denaturierten Zivilisationskost, dem »Fast food«, mit schlechtem Beispiel voran. **Mangel durch »Fast food«** Möglicherweise sind deshalb auch Mangelzustände an Vitaminen, Spurenelementen und Mineralien (→ Seite 52) ein Boden, auf dem sich die Bulimie entwickelt. Psychische Probleme haben junge Menschen schon immer gehabt. Warum, so fragt man sich, sollten diese ausgerechnet jetzt zu derart drastischen Eßanfällen führen?

Selbstverständlich soll dies nicht heißen, daß bei der Bulimie eine psychotherapeutische Behandlung (→ Seite 115) nicht angezeigt wäre. Mein Anliegen war es nur, an dieser Stelle Anregungen dafür zu geben, auch Ursachen auf dem körperlichen Sektor nicht außer acht zu lassen.

Überdies können die Selbsthilfegruppen, *Overeaters Anonymous – Anonyme Eßsüchtige* (Kontaktadresse → Seite 137), Unterstützung geben.

Seelische Ursachen ### Magersucht – das verleugnete Übel
Die Magersucht tritt – wie die Bulimie – meist bei jungen Mädchen oder Frauen auf. Auch hier trifft man oft typische psychische Konstellationen an: Eine überfürsorgliche oder dominante Mutter, zu der einerseits eine symbiotische Beziehung aufrechterhalten, andererseits aber die Befreiung aus der Abhängigkeit angestrebt wird; eine gestörte gefühlsmäßige Bindung an den Vater; die Ablehnung der weiblichen Rolle im pubertären Reifeprozeß.

Gekennzeichnet ist die Magersucht (Anorexia nervosa) durch eine extreme Einschränkung der Nahrungsaufnahme, begleitet

**Oft lebens-
gefährlich**

von phasenhaftem Erbrechen, Einnahme von Abführmitteln, zwanghafter körperlicher Betätigung wie Gymnastik, Joggen oder Radfahren.

Im Vordergrund steht die Sucht, mager zu werden. Die Verweigerung des Essens nimmt oft lebensgefährliche Formen an. »Machtlos stehe ich vor meinem Wahn abzumagern, nur das erfüllt anscheinend den Sinn meines Lebens«, zog eine Betroffene Bilanz. Und eine andere sagt, daß »Abmagern ihr sehnlichster Wunsch, Essenmüssen ihre größte Qual« und sie bereit sei, »sich zu Tode zu hungern«.

Wie bei der Bulimie handelt es sich um eine tragische Verirrung unserer natürlichen Triebe. Der Unterschied zur Bulimie besteht darin, daß bei Magersüchtigen meist kein Therapiebedürfnis und kein wesentlicher Leidensdruck vorliegen. In der Regel wird die Situation verleugnet. Die Patientinnen sind unzugänglich und nur schwer für therapeutische Bemühungen zu gewinnen. In ihrem Wesen und ihrem Verhalten ähneln sie einander oft wie Zwillinge. Sie sind pflichtbewußt, leistungsbezogen und beschäftigen sich – obwohl sie selbst nichts essen – leidenschaftlich mit Ernährung, bekochen ihre Angehörigen und sammeln als Hobby Kochrezepte.

Auch bei Magersüchtigen kommen körperliche Symptome vor wie Leibschmerzen, niedriger Blutdruck und Ausbleiben der Periode, so daß auch hier bei der Annahme einer rein psychologischen Ursache ein Fragezeichen gesetzt werden muß.

**Hilfe durch
Familien-
therapie**

Da sich jedoch im Hinblick auf einen therapeutischen Ansatz im körperlichen Bereich derzeit keine Möglichkeiten bieten, muß versucht werden, mit Psychotherapie zu helfen, wobei der Familientherapie (→ Seite 129) ein besonderer Stellenwert zukommt.

Körperliche Ursachen – seelische Folgen

Es liegt mir besonders am Herzen, daß Sie dieses Kapitel sorgfältig lesen, denn hier geht es um handfeste Gründe dafür, daß sich viele Menschen an Leib und Seele krank fühlen – und dies meist schon lange und ohne eigentlich zu wissen, warum.

Von Nahrungsmittel-Allergien, einer Infektion mit Darmpilzen, Unterzuckerzuständen, Chemikalien- und vor allem Quecksilbervergiftung durch Amalgamplomben können Sie buchstäblich Tod und Teufel bekommen. Typisch ist bei all diesen Zuständen die breite Palette von Beschwerden auf körperlichem Gebiet, gekoppelt mit psychischen Befindlichkeitsstörungen in Form von Depressionen, Reizbarkeit, Unruhe, Angstzuständen, chronischer Müdigkeit und Energielosigkeit: Eine Mischung, die viele Ärzte nicht auf den richtigen Nenner zu bringen vermögen.

Oft schwer zu erkennen

Statt dessen bekommen die Betroffenen zu hören, ihr desolater Zustand sei »rein psychisch« bedingt, auf unbewältigte Probleme zurückzuführen, und somit könne hier nur ein Psychotherapeut helfen. Damit sind aber die Weichen oft für viele Monate oder sogar Jahre falsch gestellt.

Die tägliche Praxis hat mich hingegen gelehrt, wie schnell körperliche Symptome und mit ihnen auch die seelischen Begleitstörungen verflogen sind, wenn man die Ursachen beseitigt, die jetzt besprochen werden sollen.

Nahrungsmittel-Allergie

Daß Menschen durch das, was sie essen, von »großem Ungemach« befallen werden können, hat 400 Jahre vor Christus bereits der berühmte griechische Arzt Hippokrates beobachtet.

Auch Ihnen ist sicher geläufig, daß der Genuß von Fisch, Pilzen oder Erdbeeren bei manchen Menschen einen Ausschlag am ganzen Körper auslösen kann. Dies geschieht, wenn im Körper eine Fehlsteuerung des Immunsystems erfolgt, wenn er nämlich – wie es auch bei Pollen, Tierhaaren oder Hausstaub als Ursache von Heuschnupfen und Asthma der Fall sein kann – auf Stoffe überschießend reagiert, die einem Gesunden nichts anhaben.

Fehlsteuerung des Immunsystems

Erschwert wird das Erkennen von Nahrungsmittel-Allergenen dadurch, daß die Zusammenhänge zwischen dem Genuß bestimmter Lebensmittel und allergischen Auswirkungen nicht immer so leicht zu erkennen sind wie bei Erdbeeren und Fisch.

36

»Versteckte« Allergien

Viel häufiger nämlich verlaufen die allergischen Reaktionen versteckt oder »maskiert« ab. Der Patient entwickelt die verschiedensten Symptome und ahnt nicht, daß gängige Nahrungsmittel, die er oft, vielleicht sogar alltäglich zu sich nimmt, daran Schuld tragen.

Zunächst sollen Sie die Möglichkeit erhalten, selbst zu überprüfen, ob bei Ihnen der Verdacht auf eine Nahrungsmittelallergie zu Recht besteht. Anschließend habe ich die typischen Symptome – seelische, allgemeine und körperliche –, die Sie davon bekommen können, zusammengestellt.

Natürlich müssen Sie die Symptome nicht allesamt an sich beobachten. Treffen jedoch drei oder mehr zu, sollten Sie dem Verdacht nachgehen, hätten Sie damit doch die Chance, durch eine entsprechende Ernährungsumstellung nicht nur Ihre körperlichen Beschwerden loszuwerden, sondern auch seelisch wieder ins Lot zu kommen.

Psychische Symptome der Nahrungsmittel-Allergie

Gerade seelische Symptome werden oft durch eine Nahrungsmittel-Allergie ausgelöst. Sie können sich äußern durch:
Aggressivität, Nervosität, innere Unruhe, Überaktivität (auch bei Kindern!), *Konzentrationsschwäche, schlechtes Gedächtnis, Benommenheit, Unfähigkeit zu klarem Denken, Verwirrtheit, Apathie, Antriebslosigkeit, Wortfindungs-Schwierigkeiten, Reizbarkeit, Angst- und Panikzustände, Depressionen, Appetitstörungen* mit *Eßsucht* oder *Bulimie* (→ Seite 32).

So reagiert die Seele

Allgemeine Symptome

Mit der Nahrungsmittel-Allergie verbunden sind außerdem eine Reihe von allgemeinen Befindlichkeitsstörungen, die von der konventionellen Medizin nicht selten als »vegetative Dystonie« eingestuft werden – eine Floskel, die praktisch nichts aussagt. Solche Allgemeinbeschwerden können auftreten als:
Chronische Müdigkeit, Abgespanntheit, Leistungsschwäche, Frieren von innen heraus, Schauer über den Rücken, Kribbeln in den Händen, gelegentliche *Schwellungen (Ödeme) im Gesicht*, an den *Lidern*, den *Händen* und *Fußknöcheln, Schwitzen* auch ohne körperliche Anstrengung, oft nachts, *Schwindel*, starke *Gewichtsschwankungen* im Laufe der Jahre, *Temperaturerhöhung* oder *Untertemperatur, erhöhter Cholesterinspiegel*.

»Vegetative Dystonie«

37

Körperliche Symptome

So reagiert der Körper

Meistens sind die psychischen und allgemeinen Symptome, falls eine Nahrungsmittel-Allergie zugrundeliegt, mit dem einen oder anderen körperlichen Symptom gekoppelt:

• Sinnesorgane: verstopfte oder wäßrig laufende Nase, chronische Nebenhöhlen-Entzündung, Niesanfälle, Bindehautentzündung, dunkle Augenringe, Ohrgeräusche, häufige Ohrenentzündung, verschwommenes Sehen.

• Haut: Juckreiz, Ekzem (Neurodermitis), Nesselsucht (Urticaria), Schuppenflechte (Psoriasis), sonstige Hautausschläge.

• Kopf: chronische Kopfschmerzen, Migräne, Gehirnkrämpfe.

• Verdauungsorgane: Aphthen (Geschwüre) im Mund, Magen- und Zwölffingerdarmgeschwüre, Blähungen, Koliken, chronische Verstopfung oder Durchfälle, Afterekzem, Colitis ulcerosa, Coeliakie, möglicherweise auch Morbus Crohn.

• Herz und Kreislauf: niedriger oder zu hoher Blutdruck, Druck oder Schmerzen in der linken Brusthälfte, zu langsamer, besonders aber zu rascher Puls, Herzjagen, Ohnmachtsanfälle.

• Atemwege: chronischer Reizhusten, Asthma, spastische Bronchitis, häufige Mandelentzündungen, vergrößerte Rachenmandeln (Adenoide).

• Muskeln und Gelenke: Muskelschmerzen, rheumatische Gelenkschmerzen, geschwollene Gelenke.

• Blase: häufiges Wasserlassen, Reizblase, Einnässen, chronische Harnwegsinfektionen.

• Was noch für eine Nahrungsmittel-Allergie spricht: Ihr liegt meist eine erbliche Veranlagung zugrunde. Es finden sich deshalb oft auch bei anderen Familienmitgliedern allergische Symptome, die durchaus als »klassische« Allergien wie Heuschnupfen, Asthma oder Neurodermitis auftreten können und anscheinend nichts mit einer Nahrungsunverträglichkeit zu tun haben. Gewiß mögen auch zusätzlich Pollen, Hausstaub, Tierhaare oder Chemikalien eine Rolle spielen, fast immer jedoch liegt auch bei ihnen eine verdeckte Nahrungsmittel-Allergie vor, die nur jeweils in anderem Kostüm auftritt. Und fast immer bessern sich die Symptome deutlich, sobald die Nahrungsmittel-Allergene als Wurzel des Übels weggelassen werden.

»Vererbte« Allergien

Auch Migräne, rheumatische Gelenkbeschwerden, Magen-Darm-Störungen, Schuppenflechte, Neurodermitis, Depressionen und Alkohol-Probleme (→ Seite 57) in der Familie sind verdächtig.

Hinweise durch Krankheiten

• In der eigenen Vorgeschichte finden sich bei Nahrungsmittel-Allergikern oft Verdauungsstörungen mit Blähungen, Durchfall oder Verstopfung in der Säuglingszeit; wiederholt Anginen, Vergrößerung der Rachenmandeln (»Polypen«) und Mittelohreiterungen während des Kleinkindalters.

• Häufig hört man von Betroffenen: »Am besten geht es mir, wenn ich nichts esse!« Auch diese Beobachtung spricht dafür, daß eine Nahrungsmittel-Allergie vorliegt.

• Sie sind besonders »scharf« auf bestimmte Lebens- oder Genußmittel, auf Brot, Milchprodukte, saure Äpfel, Bananen, Kaffee, Schokolade oder alkoholische Getränke. Ein Suchtmechanismus ist nämlich häufig mit einer Nahrungsmittel-Allergie kombiniert. Alkohol- und Drogensucht werden darum auch von angloamerikanischen Allergieforschern als eine besondere Form der Allergie aufgefaßt (→ Seite 60).

Lebensmittel und ihre Verträglichkeit

Welche Nahrungsmittel verursachen am häufigsten versteckte allergische Symptome?

Die wichtigsten Allergene

● Zu nennen sind hier in erster Linie die Kuhmilch, in etwas geringerem Maße auch Joghurt, Quark, Sahne und Käse, gefolgt von Eiern, Soja, Nüssen, Zitrusfrüchten, Weizen, manchmal auch Roggen. Individuell verschieden gibt es auch Reaktionen auf Karotten, Tomaten, Weintrauben, saures Obst, Fisch, Zwiebeln, Knoblauch und andere Gewürze.

Zucker ist zwar kein Allergen im eigentlichen Sinne, sollte aber von Nahrungsmittel-Allergikern unbedingt gemieden werden.

Gut verträglich

● Folgende Nahrungsmittel sind meist gut verträglich: Fleisch (außer Schweinefleisch), Distel- oder Sonnenblumenöl, Kartoffeln, Reis, Mais, Buchweizen, Hirse, Tapioka, Zucchini, Auberginen, Gurke, Zuckerschoten, Honigmelone, Himbeeren, Mango, Papaya, Avocado, Broccoli, Salat.

Zu beachten: Haben Sie eins dieser Lebensmittel sehr häufig gegessen, zum Beispiel Reis oder Mais, kann auch darauf eine Empfindlichkeit eingetreten sein!

Testen Sie sich selbst!

Leider sind die schulmedizinischen Tests über die Haut oder aus dem Blut, die bei Pollen etwa durchaus ihre Berechtigung haben, bei Nahrungsmitteln wegen ihrer geringen Aussagekraft unzuverlässig.

Eine Hilfe können feinenergetische Methoden sein, wie sie die Biologische Medizin kennt, so die Elektroakupunktur nach Voll oder der Vegatest.

Eliminations-diät – so wird's gemacht

● An dieser Stelle möchte ich Ihnen jedoch eine Möglichkeit aufzeigen, wie Sie selbst feststellen können, ob Sie allergisch auf Lebensmittel sind oder nicht: die *Eliminationsdiät*.

Wie bereits erwähnt, gibt Ihr Körper kein deutliches Signal, das auf eine Unverträglichkeit hinweist. Dies ändert sich, wenn Sie sich fünf Tage lang völlig allergenfrei ernähren. Dazu leben Sie während dieser Zeit nur von Wasser und Fleisch, oder Sie halten eine *Basisdiät* mit Nahrungsmitteln ein, die fast immer anstandslos vertragen werden, wie Zucchini, Auberginen, Tapioka, Lammfleisch, Distelöl, Hirse, Gurke, Mango und Honigmelone. Nach diesen fünf Tagen sollten Ihre Beschwerden deutlich gebessert oder verschwunden sein.

Anschließend machen Sie die Probe aufs Exempel: Sie essen alle 2 bis 3 Tage ein neues Lebensmittel und beobachten, ob eine halbe bis drei Stunden später (selten erst am nächsten Tag) Ihre alten Symptome wieder auftreten.

Die Probe

In diesem Fall müssen Sie das entlarvte Lebensmittel streichen und vor dem nächsten Probeessen abwarten, bis Sie sich wieder wohlfühlen, was meist nach drei Tagen der Fall ist. Verspüren Sie nichts Negatives, nehmen Sie das geprüfte Nahrungsmittel in Ihren Speisezettel auf.

Vorauswahl durch Unterzungentest

● Etwas einfacher läßt sich schon eine Vorauswahl durch den *Unterzungentest* treffen: Nach den fünf Tagen, an denen Sie gefastet oder sich auf die Basisdiät beschränkt haben, bereiten Sie sich Proben von einigen Nahrungsmitteln zu, wobei Sie nichtflüssige – Mehl beispielsweise – in etwas Wasser anrühren. Mit einer Pipette geben Sie davon einige Tropfen unter die Zunge und warten einige Minuten ab, ob Sie Symptome bekommen, sich plötzlich müde oder depressiv fühlen, Kopfschmerzen, Unruhe oder ähnliches verspüren.

In diesem Fall spülen Sie den Mund mit Wasser aus und warten, bis die Symptome wieder verflogen sind, dann nehmen Sie die nächste Probe. Alle Nahrungsmittel, die beim Unterzungentest keine Reaktionen hervorrufen, essen Sie nun normal, wie oben beschrieben, zur Probe.

Der Unterzungentest hat den Vorteil, daß Sie nicht drei Tage leiden müssen, bis die negative Auswirkung eines unverträglichen Nahrungsmittels wieder vom Körper ausgeglichen ist.

• Mangelerscheinungen sind bei einer allergenfreien Diät nicht zu befürchten, da immer noch genügend Auswahl an lebenswichtigen Nährstoffen bleibt.

• Auch muß eine solche Diät nur vorübergehend eingehalten werden. Die Erfahrung zeigt, daß unser Organismus sehr viel weniger dazu neigt, überschießend zu reagieren, sobald sich das Immunsystem durch Entlastung von allen schädlichen Allergenen erst einmal erholt hat.

Allergien »löschen«

Nur am Rande weise ich noch auf zwei Methoden hin, Allergien zu »löschen«. Möglich ist das mit Hilfe der *Bioresonanztherapie*, einer Behandlungsart, die mit ultrafeinen Körperschwingungen des Patienten arbeitet, oder der *Kinesiologie* (→ Seite 28), durch die eine gestörte Energiebalance wiederhergestellt wird.

Durch Diät vor der Nervenheilanstalt bewahrt

Wer wie ich seinen beruflichen Schwerpunkt auf die Behandlung von Allergien ausgerichtet hat, kann sich tagtäglich von den segensreichen Wirkungen einer allergenfreien Diät überzeugen. Wie oft habe ich dadurch Patienten von ihren jahrelangen Depressionen, entnervenden Angst- und Panikzuständen oder Kinder von ihrer Überaktivität befreien können!

Ein besonders krasses Beispiel berichtet Richard Mackarness in seinem lesenswerten Buch über Nahrungsmittel-Allergien (→ Seite 42):

Eine junge Frau namens Joanna war nach der Geburt ihres dritten Kindes psychisch erkrankt. Extreme Reizbarkeit und Depressionen paarten sich mit Aggressivität, wobei sie in Zuständen geistiger Verwirrung und Wut einmal ihren dreieinhalbjährigen Sohn bewußtlos schlug, ein andermal die ältere Tochter durch ein geschlossenes Fenster warf, zum Glück im Erdgeschoß. Sich selbst brachte sie tiefe Schnittwunden an den Armen bei. Dreizehnmal war sie in einer psychiatrischen Anstalt gelandet und sogar mit Elektroschocks behandelt worden.

Schlimme Folgen einer Allergie

Nichts hatte geholfen, bis der Grund für die schwere seelische Störung aufgedeckt wurde: Eine Allergie auf verschiedene Lebensmittel, vor allem Kaffee und Schokolade, die von Joanna suchtartig – auch das ist typisch – konsumiert wurden. Auf eine Diät gesetzt, konnte sie gesund nach Hause entlassen werden, war wieder eine liebevolle Mutter und nahm eine Arbeit an. Diätsünden, etwa mit einer Tafel Schokolade, unterließ sie sorgfältig, weil sich dabei sofort Anzeichen der alten Zustände

41

Rat, Hilfe und Rezepte

wieder anbahnten. Wollen Sie einen Versuch mit einer allergenfreien Diät machen, so sollten Sie sich darüber genauer informieren, als es hier möglich war. In meinem Leitfaden »Diät für Allergiker« (siehe unten) finden Sie dazu weitere notwendige Informationen und auch Rezeptvorschläge.

• Bücher, die zusätzlich informieren:
Allergie gegen Nahrungsmittel und Chemikalien, Richard Mackarness, Hippokrates Ratgeber;
Zeitkrankheit Nahrungsmittel-Allergien, Dr. Anne Calatin, Heyne Verlag;
Allergien natürlich behandeln und *Neurodermitis natürlich behandeln*, Dr. Sigrid Flade, Gräfe und Unzer Verlag;
Diät für Allergiker – Ratschläge und Rezepte, Dr. Sigrid Flade, Selbstverlag. Zu beziehen über Praxis Dr. Flade, Tegernseerstraße 100, 8183 Rottach-Weißach, Telefon: 08022/26074.

Unterzucker (Hypoglykämie)

Selten erkannt

Die Hypoglykämie, also der herabgesetzte Zuckergehalt des Blutes, gehört wie die Nahrungsmittel-Allergie zu den weißen Flecken auf der Landkarte der Medizin und wird in Anbetracht ihrer Häufigkeit in der Praxis viel zu selten erkannt. Für die Betroffenen hat dies fatale Folgen. Denn das Spektrum der Symptome, die davon verursacht werden können, ist vieldeutig und gibt nicht selten zu der Vermutung Anlaß, die Beschwerden seien lediglich »rein psychisch« bedingt.

Wie äußern sich Unterzuckerzustände?
Auftreten können dabei in verschiedener Kombination und Schwere folgende körperliche und allgemeine Beschwerden:

Viele Beschwerden

● *Energielosigkeit, »nervöse« Erschöpfung, Schweißausbrüche, Schwindel, Blässe, Herzklopfen, innere Unruhe, Reizbarkeit, Nervosität, Schlaflosigkeit, Ohnmachtsgefühle, Zittern der Hände oder des ganzen Körpers, Benommenheit, Gedächtnis-* und *Konzentrationsstörungen, Ideenflucht, niedriger Blutdruck, kalte Hände und Füße, Untertemperatur,* quälende *Kopfschmerzen, Heißhunger* (besonders auf Brot, Kuchen, Süßes!).

● Psychische Auswirkungen sind aber ebenfalls häufig damit verbunden, so *Depressionen, Phobien, Weinkrämpfe, Wutausbrüche, Angst- und Panikzustände.*

42

Bei einer meiner Patientinnen wurden die Ängste so stark, daß sie sich ohne ihren Mann nicht mehr aus dem Haus traute und ihre Arbeit als Dolmetscherin aufgeben mußte – letzteres auch deshalb, weil sie sich nicht mehr konzentrieren konnte.

Eine andere Patientin fühlte sich so schwach, daß sie kaum noch ein paar Schritte machen oder gar ihren Haushalt versorgen konnte. Zudem bekam sie – bei dieser Störung keine Seltenheit! – starke Minderwertigkeitskomplexe, traute sich nichts mehr zu und scheute jeden Kontakt zu anderen Menschen.

Verdachts-momente Der Verdacht auf Unterzucker besteht immer auch dann, wenn Sie Hunger schlecht ertragen und dabei schnell »kribbelig« werden; oder wenn die genannten Symptome sich schlagartig bessern, sobald Sie ein Stück Zucker zu sich genommen haben!

Wie entstehen Unterzuckerzustände?

Der normale Blutzuckerspiegel liegt zwischen 80 und 120 Milligramm pro 100 Milliliter Blut und wird durch vier Hormone gesteuert:

Insulin, gebildet in den B-Zellen der Bauchspeicheldrüse, senkt den Blutzucker, indem es dafür sorgt, daß der aus den Kohlenhydraten der Nahrung stammende Traubenzucker (Glukose) in die Körperzellen geschleust und dort in Energie umgewandelt oder in der Leber als Glykogen gespeichert wird.

Ihm stehen drei Hormone gegenüber, die den Blutzucker steigern: *Glukagon* aus den A-Zellen der Bauchspeicheldrüse, *Adrenalin* aus dem Nebennierenmark und *Cortisol* aus der Nebennierenrinde.

Unterzucker kann daher auf zwei verschiedenen Wegen auftreten: Entweder es wird zuviel Insulin gebildet und auf diese Weise der Blutzucker gesenkt oder die Gegenspieler, die blutzuckersteigernden Hormone, werden zu wenig produziert.

● Die Überproduktion von Insulin ist häufig »hausgemacht«. Wenn wir zuviel raffinierte Kohlenhydrate zu uns nehmen, also Weißbrot, Kuchen, Kekse, Süßigkeiten, Honig, Zucker, gesüßte Getränke, wozu auch Limonaden- und Colagetränke gehören, regen wir damit die Produktion von Insulin an. **Zuviel raffinierte Kohlenhydrate**

Normalerweise pegelt sich der Blutzuckerspiegel danach wieder auf den normalen Bereich ein. Bei manchen Menschen aber – hier spielt auch eine erbliche Veranlagung mit hinein! – schießt der Körper über das Ziel hinaus: Es wird zuviel Insulin ausgeschüttet, der Blutzucker »geht in den Keller«.

Problematisch: Süßes für Schulkinder

Dies ist der Grund, weswegen sich die Betroffenen nach einer Tafel Schokolade erst einmal besser fühlen, anschließend aber in ein um so größeres Loch fallen: Sie werden blaß und zittrig, schlecht gelaunt, müde und reizbar und können sich nicht mehr konzentrieren. Wenn Schulkinder beispielsweise in der Pause zuviel Süßes gegessen haben, geraten sie in diese Zustände, worüber Lehrer immer wieder klagen.

Da das Gehirn besonders empfindlich auf einen Mangel an Traubenzucker reagiert, funken die für die Blutzuckerregulation zuständigen Steuerzentren SOS: Sie fordern dringend wieder Nachschub an. Das Opfer eines solchen Unterzuckerzustandes bekommt den nächsten Anfall von Heißhunger auf Süßes, verschlingt erneut Kuchen, Süßigkeiten oder Marmeladenbrote – und das Spiel beginnt von vorn.

● Andererseits können die Gegenspieler des Insulins, die normalerweise den Blutzucker steigern, geschwächt sein. Hier spielt vor allem das Adrenalin eine Rolle, das wesentliche Streßhormon des Körpers (→ Seite 26). Es wird immer dann ausgeschüttet, wenn eine Alarmsituation besteht, die sich in einem plötzlichen, dramatischen Ereignis ausdrücken kann. Häufiger aber ist eine körperliche oder seelische Dauerbelastung, die schließlich die Nebenniere überfordert. Sie macht schlapp und erfüllt ihre blutzuckersteigernde Aufgabe nur noch mangelhaft, so daß der Gegenspieler, das Insulin, die Oberhand gewinnt.

Schädlich: Dauerbelastungen

Da auch der Blutdruck von der Nebenniere gesteuert wird, besteht gleichzeitig mit dem Unterzucker auch ein zu niedriger Blutdruck. Kein Wunder, daß sich der Patient rundum erschöpft und kraftlos fühlt (→ Seite 29), vor allem, wenn daneben auch eine Unterfunktion der Schilddrüse auftritt, was nicht selten der Fall ist.

Auch andere Umstände, die zu Unterzucker führen, müssen berücksichtigt werden:

● Ein gestörtes Darmmilieu (→ Seite 46): Bei einer zu raschen Magenentleerung werden zwei bis drei Stunden nach den Mahlzeiten aus den Schleimhautzellen des Darms spezielle Hormone ausgeschüttet, die in der Lage sind, die B-Zellen der Bauchspeicheldrüse zur Produktion von Insulin anzuregen. Die Folge ist auch hier das Absinken des Blutzuckerspiegels.

Was auch zu Unterzucker führt

● Die heute so verbreitete Infektion des Darms mit dem Hefepilz Candida albicans (→ Seite 49) geht ebenfalls mit deutlichen Unterzuckerzuständen einher.

44

● Sehr oft ist auch eine Nahrungsmittel-Allergie mit Hypoglykämie verbunden (→ Seite 36).

Eine Untersuchung gibt Aufschluß

● Bei einem latenten Diabetes, einem Vorstadium der Zuckerkrankheit, steigt nach einer kohlenhydrathaltigen Mahlzeit der Blutzuckerspiegel überdurchschnittlich an, im Zuge einer überschießenden Gegenregulation tritt Unterzucker ein.

● Der Mangel an Mineralien und Spurenelementen, nämlich an Kalium, Magnesium, Calcium, Phosphat, Mangan, Zink, Chrom, hat häufig eine Fehlsteuerung des Blutzuckers zur Folge.

Wie stellt der Arzt Unterzucker fest?

Möglich ist dies durch den *Glukose-Toleranz-Test*. Dabei wird nach einem Traubenzuckertrunk auf nüchternen Magen jeweils fünf Stunden (!) lang der Blutzucker bestimmt. Fälschlicherweise wird er oft nur über die Dauer von zwei oder drei Stunden durchgeführt, obwohl der entscheidende Blutzuckerabfall erst nach drei Stunden eintreten kann.

Glukose-Toleranz-Test

Der absolute Wert ist dabei nicht so ausschlaggebend wie Stärke und Geschwindigkeit des Blutzuckerabfalls.

Was hilft bei Unterzucker?

Viele kleine Mahlzeiten!

● Unerläßlich ist eine Ernährungsumstellung. Statt 2 bis 3 große sollten Sie 6 bis 8 kleine Mahlzeiten am Tag zu sich nehmen. Vollständig oder weitgehend müssen Sie auf raffinierte Kohlenhydrate verzichten, also auf Zucker, Marmelade, Honig, Kuchen, Gebäck, Cracker, Weißbrot, Sirup, süße Säfte oder Limonadengetränke.

Ernährung umstellen

Statt dessen sollten Sie sich auf Nahrungsmittel umstellen, aus denen der Zucker durch den Verdauungsvorgang nicht so schnell herausgelöst werden und ins Blut gelangen kann. Das sind Vollkornprodukte, Buchweizengrütze, Hirse, Gemüse, Kartoffeln, Rohkostsalate, Avocado (!); zwischendurch Kürbis-, Cashew-, Sonnenblumenkerne oder Mandeln knabbern.

Mit Fett brauchen Sie nicht zu sparen. Auch Fleisch und Fisch erhöhen, bis auf wenige Ausnahmen, den Blutzuckerspiegel nicht.

Genußmittel meiden

● Alle Genußmittel, die eine Hypoglykämie verstärken, müssen ebenfalls strikt gemieden werden. Das sind: Rauchen, Alkohol, Kaffee, Schwarztee. Deren suchtmäßiger Konsum ist praktisch ein Anzeichen für eine bestehende Hypoglykämie!

Vermeiden Sie außerdem körperliche Überanstrengung und seelischen Streß sowie eine Belastung Ihres Körpers durch Umweltchemikalien. Manche Medikamente wie Psychopharmaka, Rheumamittel und Antihistaminika können ebenfalls Unterzucker hervorrufen.

Zusätzlich Mineralstoffe

● Für 4 Wochen sollten Sie (nach Rücksprache mit Ihrem Therapeuten) jeweils morgens und abends 10 mg *Mangan* und 15 mg *Zink* einnehmen.

● Momentan hilft gegen Unterzuckerzustände oft die Einnahme von ½ Ampulle *Nefrocarnit* (Firma Medice) in etwas Wasser; bei Nichterfolg eventuell 1 Ampulle; oder *L-Carnitin*-Kapseln, zum Beispiel 3× täglich 1 Kapsel, oder bei Bedarf (Bezugsquelle: Bio-Apotheke, → Adressen, die weiterhelfen, Seite 137). Das Präparat enthält den Wirkstoff Carnitin. Ich habe damit vielen Patienten helfen können, ihren fast suchtartigen Heißhunger auf Süßes zu bremsen. Die Einnahme ist nur vorübergehend nötig, bis die Nahrungsumstellung den Blutzuckerspiegel harmonisiert hat. Das kann allerdings einige Wochen dauern. Vor allem in den ersten drei Wochen der Umstellungsphase geht es dem Betroffenen meistens noch gar nicht gut. Später stabilisiert sich der Zustand, anfangs noch mit gelegentlichen energetischen Einbrüchen.

Geduld bei der Umstellung

Kranker Darm – vergiftete Seele

»Vater der Trübsal«

Stimmt unsere Verdauung nicht, so hat dies negative Rückwirkungen nicht nur auf unser körperliches, sondern auch auf unser seelisches Wohlbefinden. »Der Darm ist der Vater der Trübsal!« besagt ein chinesisches Sprichwort überaus zutreffend.

Nur zehn Prozent der Bevölkerung, so eine neuere Statistik, haben heute einen gesunden Darm! Diese verheerende Bilanz kommt Ihnen unglaublich vor? Dann sollten Sie wissen, daß viele Betroffene auf Befragen meinen, ihre Verdauung sei in Ordnung. An Verstopfung, durchfällige, breiige oder auffallend hellgelbe Stühle und Blähungen haben sie sich schon so gewöhnt, daß sie davon keine Notiz mehr nehmen.

Dennoch sind solche Erscheinungen unweigerlich ein Anzeichen für Störungen des Darmmilieus, denen gerade auch bei seelischen Symptomen nachgegangen werden muß: *Depressionen, Reizbarkeit, schlechte Laune, Antriebslosigkeit* und *Energiemangel* haben hierin nicht selten ihre tiefere Wurzel.

46

Welche Auswirkungen haben Darmstörungen?

● Durchfälle oder breiige Stühle: Sie riechen meist säuerlich und weisen auf pathologische Gärungszustände hin. Typisch sind außerdem Blähungen. Hierbei entwickeln sich Gase, die auch in die Blutbahn gelangen und sich im Körper verteilen. Außerdem wird die Nahrung nicht richtig ausgenutzt. Es entstehen leicht Mangelzustände an wichtigen Mineralien, Spurenelementen und Vitaminen, die auch für den Hirnstoffwechsel wichtig sind (→ Seite 52). Die Folge: Der Patient fühlt sich schlapp und ohne Energie.

Mangel-zustände

● Verstopfung: Wenn der Stuhl zu lange im Darm verbleibt, laufen Fäulnisvorgänge ab. Das Eiweiß zersetzt sich durch Fäulnisbakterien unter Bildung von giftigen, übelriechenden Gasen, Indol und Skatol genannt, die wie bei Gärungszuständen über die Darmwand ins Blut gelangen und im Zuge einer regelrechten Selbstvergiftung seelische Störungen verursachen wie Benommenheit, Konzentrationsschwäche, Vergeßlichkeit, depressive Verstimmung, Lustlosigkeit.

Seelische Störungen

Eine auffallend blasse Gesichtsfarbe ist ein weiterer Hinweis auf solche Vergiftungsvorgänge, eine Belastung der Leber die unliebsame Zugabe.

● Beeinträchtigung der normalen Darmbakterien: 500 Millionen (!) dieser nützlichen »Haustiere« sind allein in 1 Gramm Stuhl enthalten. Sie leben von unserem Darminhalt, leisten uns aber unschätzbare Dienste, indem sie zum Ablauf einer ungestörten Verdauung beitragen, teilweise auch Vitamine herstellen und unser Immunsystem trainieren, das zu 70 Prozent im lymphatischen Gewebe der Darmwand angesiedelt ist. Deswegen leiden auch unsere Abwehrkräfte, wenn den normalen Darmbakterien durch ein gestörtes Darmmilieu ihre natürlichen Lebensbedingungen entzogen werden. In diesem Fall gelangen auch Bakterien in unser Verdauungssystem, die dort nichts zu suchen haben, zum Beispiel Fäulniserreger, mit allen schon unter Verstopfung (siehe oben) beschriebenen Folgen für unser Gemütsleben.

Geschwächte Abwehrkraft

Was hilft bei gestörten Darmverhältnissen?

● Die Umstellung der Ernährung mit Abstellen aller schädlichen Einflüsse steht hier an oberster Stelle! Vor allem müssen Sie zuviel raffinierte Kohlenhydrate, Weißmehlprodukte, Kuchen, Zucker und Süßigkeiten meiden. Den Konsum alkoholi-

47

scher Getränke sollten Sie weitgehend einschränken. Weniger und einfacher essen! In erster Linie mehr Frisches, Rohes, also Rohkostsalate, Sprossen und Keime, Obst. Wenn dies anfangs nicht verträglich ist, essen Sie gekochtes Gemüse.

● Beseitigung einer eventuellen Darmbesiedlung durch den Candida-Pilz (→ Seite 49).

Darm-bakterien wieder aufbauen

● Wiederaufbau der natürlichen Darmbakterien durch entsprechende Präparate, die solche Keime oder deren Bestandteile enthalten *(Omniflora, Hylak, Prosymbioflor, Symbioflor 1 und 2, Colibiogen)*.

● Eine Nahrungsmittel-Allergie muß ausgeschlossen oder behandelt werden!

● Normalisierung des Darmmilieus. Auf die Schnelle kann man einen durch jahrelange Sünden mit Messer und Gabel krank gewordenen Darm nicht wieder kurieren. Von großer Hilfe kann hierbei jedoch *Kannes Brottrunk* sein, ein milchsaures Gärprodukt aus vollwertigem Demeter-Brot. Es ähnelt dem russischen Kwaß, dem die Menschen in manchen Teilen Rußlands ihre Langlebigkeit verdanken. Kannes Brottrunk regt die Verdauungsdrüsen an, wirkt Verstopfung entgegen und führt zu einer besseren Nutzung der Nahrung. Außerdem hebt er Spannkraft und Lebensfreude, vertreibt Müdigkeit, Lustlosigkeit und depressive Stimmung (Bezugsquelle → Seite 137).

Die Verdauung anregen

Ergänzend kann teelöffelweise Fermentgetreide eingenommen werden, das aus biologisch angebautem Weizen, Roggen und Hafer gewonnen und anschließend schonend getrocknet wird. Dank des Fermentierungsprozesses ist es für ein geschädigtes Magen-Darm-System besser verdaulich als normales Getreide und wirkt Gärungs- oder Fäulnisvorgängen entgegen (bei Allergie auf Weizen, Roggen oder Hafer nicht geeignet!).

Beides ist zu beziehen über Reformhäuser, Naturkostläden und Bäckereien.

Giftstoffe binden

Auch *Luvos Heilerde* – ein bis drei Teelöffel täglich, eventuell in Flüssigkeit eingerührt – unterstützt den Darm bei Blähungen, fauligen oder Gärungsstühlen und bindet Giftstoffe, die sonst ins Blut gelangen. Außerdem werden dem Körper durch die Heilerde Kieselsäure und Mineralien zugeführt.

Zu beziehen ist sie über Apotheken und Reformhäuser.

Alarm – Pilze im Darm!

Dieser verbreiteten Ursache für eine Darmstörung möchte ich angesichts ihrer Bedeutung und der weitreichenden Folgen einen eigenen Abschnitt widmen. Täglich erlebe ich in der Praxis, in welchem Maß die Besiedlung des Darms mit dem *Hefepilz Candida albicans* die Gesundheit unterminiert.

Eine häufige Störung –

In rundlichen Urformen kommt der Pilz in begrenztem Umfang auch normalerweise in unserem Darm vor. Ist das Darmmilieu aber aus der Balance geraten, sind vor allem die normalen Darmbakterien an Zahl vermindert, so beginnen die Pilze zu wuchern und sich auszubreiten. Dabei verändern sie auch ihre Form: Sie bilden Fäden, die in die Darmwand einwachsen, sie reizen und schädigen.

– mit schlimmen Folgen

Außer diesem mechanischen Einfluß geben die Pilze Giftstoffe ab (Toxine), die in den Körper gelangen, die Leber belasten, die Abwehrkräfte schwächen, Allergien hervorrufen, das Denken blockieren und das Gefühlsleben beeinträchtigen können.

Das größte Reservoir sitzt meistens im Darm, wobei die lokalen Symptome eher diskret und oft nur an Blähungen kenntlich sind. Darüber hinaus nisten sie sich bei Frauen häufig in die Scheide ein, bei Männern setzen sie sich am Penis oder in der Prostata fest. Manchmal breiten sie sich über den ganzen Körper aus, befallen das Lymphsystem, das Blut, die Drüsen mit innerer Sekretion.

Candidiasis bleibt oft unerkannt

Es liegt auf der Hand, daß der Betroffene sich durch diese unerwünschte Einquartierung richtig krank und elend fühlt – auch in diesem Fall meist ohne den Grund zu kennen. Denn der Problematik der Pilzinfektion, der *Candidiasis,* wird in der ärztlichen Sprechstunde noch viel zu wenig Rechnung getragen – ein bedauerlicher Umstand, wenn man bedenkt, wievielen Menschen durch eine Pilzinfektion das Leben verleidet wird. Es scheint mir nicht übertrieben zu sein, hier inzwischen von einer regelrechten Volksseuche zu sprechen.

Was die Pilze sprießen läßt

Die weite Verbreitung der Candida-Infektion verwundert nicht, betrachtet man die zahlreichen Gründe, die diese fördern:

• Zuviel *raffinierte Kohlenhydrate,* also Weißmehlprodukte wie Kuchen, Kekse, Weißbrot, Zucker und Süßigkeiten aller Art, zuckerhaltige Getränke, Trockenfrüchte, süßes Obst. Damit düngen Sie die Pilze regelrecht an, leben diese doch von schnell verfügbaren Kohlenhydraten.

Was den Darm schädigt

• Schädliche Einflüsse auf den Darm fördern das Pilzwachstum ähnlich, wie die Einleitung von Schadstoffen ins Mittelmeer das Wasser umkippen und die Algen wuchern läßt. Zu solchen Schadeinflüssen gehören: *Antibiotika* (unter anderem auch bei einer Langzeittherapie gegen Akne oder durch den Genuß von antibiotikahaltigem Kalbfleisch); *Pestizidrückstände,* die wir notgedrungen täglich mitschlucken, und die vielen *Zusatzstoffe* in Fertignahrungsmitteln, die samt und sonders nicht in unseren Darm gehören.

• Auch *cortisonhaltige Medikamente,* die *Antibaby-Pille* und *Schwangerschaften* bieten dem Pilz durch entsprechende Hormonumstellungen besonders gute Wachstumsmöglichkeiten. Oft berichten deshalb Patientinnen, daß ihre Beschwerden sich nach der Entbindung eingestellt haben.

• *Psychischer Streß, Krankheiten* oder *körperliche Überforderung* über längere Zeit durch die damit verbundene Schwächung des Immunsystems.

Welche Symptome verursacht der Candida-Pilz?

Wie bereits bei der Nahrungsmittel-Allergie (→ Seite 36) und der Hypoglykämie (→ Seite 42) geschildert, sind auch bei der Candida-Infektion körperliche und seelische Symptome so breitgefächert, daß viele Patienten, die ihrem Arzt die ganze Latte ihrer Beschwerden aufzählen, nicht selten als »Psychopathen« eingestuft werden:

Eine lange Liste von Beschwerden

● Verdauungsstörungen mit Blähungen (!), Verstopfung, Durchfälle oder beides im Wechsel, Schwäche von Bauchspeicheldrüse und Leber, Gelenkbeschwerden, Infektanfälligkeit, Asthma, verschiedene Allergien, vor allem Nahrungsmittel-Allergie, Überempfindlichkeit auf Chemikalien, auf Abgase, Parfum, Tabakrauch, Störungen der Hormondrüsen, vor allem der Nebenniere, der Eierstöcke und der Schilddrüse; Anfälle von Heißhunger auf Süßes, Unterzuckerzustände (→ Seite 42), Zittern, Sehstörungen, Beengung in der Herzgegend, Kopfschmerzen, Verspannung im Nacken, Muskelschwäche der Gliedmaßen; bei Frauen nach Essig oder Hefe riechender Ausfluß sowie Juckreiz in der Scheide, bei Männern Prostatitis, Rötungen und Juckreiz im Genitalbereich; Aphthen oder weißer Belag im Mund; Nachlassen des sexuellen Interesses,

Impotenz, Frigidität, Unfruchtbarkeit; Prämenstruelles Syndrom (Wassereinlagerung, Anschwellen der Brüste vor der Menstruation), verstärkte Regelschmerzen.

● Praktisch sind immer auch mehr oder weniger stark ausgeprägte Symptome aus dem seelisch-geistigen Bereich vorhanden: *Konzentrationsschwäche, Vergeßlichkeit, Denkhemmung, Energielosigkeit, Erschöpfung, Schlaflosigkeit, Reizbarkeit, Depressionen.* Vor allem über *permanente Müdigkeit* wird immer wieder geklagt.

Wie wird eine Pilzinfektion nachgewiesen?

Schleimhaut-Abstriche

Von der Schleimhaut im Genitalbereich oder aus dem Mund können Abstriche gemacht werden. Der Befall des Darms wird aus einer Stuhlprobe nachgewiesen. Hierfür ist jedoch ein besonders spezialisiertes Labor empfehlenswert, sonst ist das Risiko eines falsch negativen Befundes zu groß (→ Adressen, die weiterhelfen, Seite 137). Dies ist auch dann der Fall, wenn der Pilz gerade in der untersuchten Stuhlprobe nicht ausgeschieden wurde. Ein negativer Stuhlbefund schließt also die Infektion mit dem Candida-Pilz keineswegs sicher aus.

Was hilft gegen den Candida-Pilz?

Nystatin heißt die Substanz, die in den meisten Mitteln gegen eine Candida-Infektion des Darms enthalten ist. Sie daut die Wände der Pilze an, so daß sie absterben. Hiermit kann jedoch eine vorübergehende, kurzfristige Verstärkung der Symptome verbunden sein, da die absterbenden Pilze ihre Giftstoffe nochmals in geballter Form freisetzen.

Nystatin: gut verträglich

Die nystatinhaltigen Mittel sind in der Regel gut verträglich und haben, da sie nur im Darm wirksam sind und nicht über die Darmwand ins Blut aufgenommen werden, keine allgemeinen Nebenwirkungen. Allergien darauf sind selten.

Der Arzt berät Sie

Bei einer Pilzinfektion, die sich bereits im Körper ausgebreitet hat, müssen andere Mittel eingesetzt werden. Sie sind, wie auch nystatinhaltige Präparate, verschreibungspflichtig.

Im Genitalbereich werden Salben mit pilzabtötenden Substanzen angewendet sowie Ovula für die Scheide. Manchmal hilft auch das Einführen eines mit Joghurt getränkten Tampons oder einer Knoblauchzehe in die Vagina für mehrere Tage.

Während der Nystatin-Kur, die mindestens drei Wochen dauern sollte, muß eine kohlenhydratarme Anti-Pilz-Diät eingehalten

51

Wichtig:
Die Anti-Pilz-
Diät

werden. Näheres darüber erfahren Sie in dem Buch von Dr. Markus, das ich Ihnen hier anschließend empfehle, und dem Sie auch weitere nützliche Informationen zu dem brisanten Thema der Candidiasis entnehmen können.
• Bücher, die zusätzlich informieren:
Ich fühle mich krank und weiß nicht warum, Dr. Harold H. Markus und Hans Finck, Ehrenwirth Verlag, Beratungsbuch.

Mangel an Mineralien, Spurenelementen und Vitaminen

Unser Körper ähnelt einer überaus komplizierten chemischen Fabrik – in Ihrem Organismus laufen pro Sekunde etwa dreißigtausend verschiedene Stoffwechselvorgänge ab! Daran ist eine Vielzahl unterschiedlicher Substanzen und Verbindungen beteiligt, die teilweise nur als »Zündfunken« chemische Prozesse in Gang setzen, ohne an diesen selbst beteiligt zu sein. Man nennt solche Substanzen *Enzyme.*

Unser Körper –
eine »Fabrik«

Alle Stoffwechselvorgänge, einschließlich der Funktion der Enzyme, hängen von dem ausreichenden Vorhandensein von Vitaminen, vor allem aber von Mineralien und Spurenelementen ab. Gerade mit der Versorgung der letzteren hapert es jedoch heutzutage erheblich. Unser Körper leidet buchstäblich Mangel bei übervollen Tellern!

Mangel trotz
übervoller
Teller

• Die Gründe dafür sind in unserer Vorliebe für leere Kalorien zu suchen, für Kuchen, Weißmehlprodukte (Weißmehl enthält zum Beispiel nur noch halb soviel Calcium wie Vollkornmehl!), Süßigkeiten, Fertigkost.
• Eine weitere Ursache liegt in der Verarmung der für unsere Ernährung wichtigen Pflanzen an Mineralien und Spurenelementen durch die modernen Düngemittel und die Intensivbewirtschaftung ausgelaugter Böden.
• Nicht zuletzt aber kann unser angeschlagener Darm die Mineralien gar nicht mehr richtig aufnehmen. Dies gilt ganz besonders für Menschen, die an Nahrungsmittel-Allergien (→ Seite 36) oder einer Pilzbesiedlung des Darms (→ Seite 49) leiden.
Aus der Fülle der für einen reibungslosen Ablauf unseres Stoffwechsels nötigen Substanzen wie Natrium, Kalium, Calcium, Magnesium, Phosphat, Chlorid, Sulfat, Eisen, Kupfer, Kobalt,

Silizium, Selen, Mangan, Molybdän, Zinn, Vanadium, Nickel, Chrom, Zink, Jod und Fluor gehe ich in diesem Buch nur auf die wichtigsten ein, soweit sie für Nerven und Gehirn von besonderem Belang und in der Lage sind, Störungen unseres Gefühlslebens hervorzurufen.

Calcium

Gerade an diesem wichtigen Mineralstoff besteht bei vielen Menschen Mangel.

Wann der Körper viel Calcium braucht

Bei Streß sowie bei Allergien, zum Beispiel bei der so häufigen, verdeckt ablaufenden Nahrungsmittel-Allergie, wird in erhöhtem Maß Calcium verbraucht, ebenso bei gewohnheitsmäßigem Alkoholkonsum und gesteigertem Fleischgenuß. Schwangere und Kinder haben einen erhöhten Bedarf.

Enthalten ist Calcium vor allem in Milchprodukten, Vollkorn, Gemüse (besonders in Grünkohl), Nüssen, Sesamsamen, Hefe.

Mangel führt zu: *Depressionen* oder *Übererregbarkeit,* Muskelkrämpfen, Herzrhythmusstörungen, Veränderungen an Haut, Haaren, Nägeln.

Negativ beeinflußt wird der Calciumspiegel besonders von Phosphat, das heutzutage vielen Nahrungsmitteln zugesetzt wird (Wurstwaren, Schmelzkäse, Speiseeis, Limonadegetränke). Ein Überschuß an Phosphat senkt den Calciumspiegel.

Vorsicht bei Phosphat in Lebensmitteln

Dieser Tatbestand dürfte nicht nur einer der Gründe sein für die Zunahme von Allergien, sondern auch für Überaktivität bei Kindern (→ Seite 21).

Magnesium

Lebenswichtig für den Stoffwechsel

Allein 250 Enzyme enthalten als wesentlichen Bestandteil Magnesium. Verständlich, daß ein Mangel an diesem Mineral, wie er heute immer öfter festzustellen ist, Sand in das Getriebe unseres gesamten Stoffwechsels geraten läßt.

Zuviel Fett erschwert die Aufnahme von Magnesium durch die Darmwand. Zuviel Eiweiß wiederum erhöht den Bedarf an Magnesium. Bei Mangel an Vitamin B_1, B_2 und B_6 sowie bei gewohnheits- oder übermäßigem Alkoholkonsum wird es schlechter vom Körper aufgenommen.

Enthalten ist Magnesium vor allem in Vollgetreide, Gemüse (besonders in grünem Gemüse), Nüssen, Sojabohnen, Kakao, Milch. Weizenkleie, Weizenkeime und Cashew-Nüsse stehen an erster Stelle.

Beschwerden vielerlei Art

Mangel führt zu: *Nervosität, Reizbarkeit, Depressionen,* selten sogar zu *epileptischen Anfällen;* außerdem zu *Kopfdruck, Benommenheit, Konzentrationsschwäche, Durchblutungsstörungen im Gehirn, Ohnmachtsanfällen, innerer Unruhe, Zittern* und *Angstzuständen.*

• Im körperlichen Bereich sind häufig: Herzrhythmusstörungen mit Herzjagen, unregelmäßigem Herzschlag, Verkrampfung der Herzkranzgefäße, Schmerzen in der Herzgegend. Außerdem begünstigt Magnesiummangel einen Herzinfarkt!

Im Zusammenhang mit den Verdauungsorganen können Übelkeit, Erbrechen, Bauchkrämpfe, Durchfälle, Verkrampfung der Schließmuskeln auftreten. Häufig sind auch Verspannungen der Nackenmuskulatur, Wadenkrämpfe, Taubheitsgefühl in den Händen und im Gesicht.

Mangel wird oft nicht erkannt

Wie Sie sehen, ist die Liste der Leiden lang, die ein Magnesiummangel hervorrufen kann. Oft wird hier fälschlicherweise eine vegetative Dystonie oder psychische Labilität diagnostiziert, statt mit einem Magnesiumpräparat den ganzen Spuk zum Verschwinden zu bringen. Bei Streß wird besonders viel Magnesium verbraucht! Menschen mit Magnesiummangel sind meist mit »den Nerven fix und fertig«, halten keine Belastungen aus, sind immer erschöpft, unlustig und fühlen sich permanent schlapp, können aber trotzdem häufig schlecht schlafen.

Kalium

Wichtig für das Herz

Kalium wirkt auf die Herztätigkeit und ist für die normale Erregbarkeit von Muskeln und Nerven zuständig. Bei Streß wird es wie Magnesium vermehrt verbraucht.

Enthalten ist es hauptsächlich in Gemüse, Nüssen, Obst (Bananen!), Trockenfrüchten (Aprikosen!), Kartoffeln, Bierhefe.

Mangel – oft eine Folge von gewohnheitsmäßigem Gebrauch von Abführmitteln – führt zu: *allgemeinem Leistungsabfall, Erschöpfung, Kopfschmerzen, Appetitlosigkeit, Verstopfung.*

Vitamine

Vitamin C wird in Streß-Situationen vermehrt verbraucht.

Enthalten ist es vor allem in Obst und Gemüse. Unreif geerntete und lange gelagerte Früchte (was meist der Fall ist) haben einen erheblich geringeren Vitamin-C-Gehalt.

Unentbehrlich vor allem bei Streß

Mangel führt zu: *Konzentrationsschwäche, Müdigkeit, Schlappheit.* Die *Abwehrkräfte* gegen Infektionen sind herabgesetzt.

**»Nerven-
nahrung«**

B-Vitamine – davon gibt es mehrere – haben einen besonderen Bezug zu unserem Nervensystem.

Enthalten ist Vitamin B_1 vor allem in Nüssen, Vollgetreide, Leber, Bierhefe und Weizenkeimen.

Mangel kann zu *Depressionen, geistiger Trägkeit, Streitsucht, Vergeßlichkeit* führen, außerdem zu Kopfschmerzen, Herzklopfen, Schlaflosigkeit, Verstopfung, niedrigem Blutdruck.

Zucker und Alkohol sind ausgesprochene Vitamin-B_1-Räuber, da dieses Vitamin zu deren Verstoffwechselung benötigt wird!

Zu wenig Vitamin B_6 läßt sich oft daran erkennen, daß Sie sich nicht an Träume erinnern können.

Enthalten ist Vitamin B_6 in Hefe, Gemüse, Salat, Mais, Leber, Schweinefleisch.

Mangel kann zu gewissen Formen von *Schizophrenie, Überaktivität* bei Kindern und zuweilen auch zu *Epilepsie* führen. Im körperlichen Bereich können Funktionsstörungen der Leber und Hautveränderungen auftreten.

Interessant ist, daß sich die Einnahme von Vitamin B_6 bei so verschiedenen Zuständen wie Migräne, rheumatoiden Gelenkbeschwerden, Schwangerschaftserbrechen und Seekrankheit bewährt hat.

Schwangerschaft und die Einnahme der Antibaby-Pille können den Spiegel an Vitamin B_6 senken!

Wichtig!

Wechselwirkungen im Mineralhaushalt

Mineralien und Spurenelemente stehen in unserem Körper in einem genau regulierten Verhältnis zueinander. Das führt zu wechselseitigen Beeinflussungen und Abhängigkeiten.

**Ein
komplizierter
Mechanismus**

So verursacht die Antibaby-Pille einen Anstieg des Kupferspiegels um das Doppelte mit der Folge, daß Zink- und Magnesiumspiegel absinken. Die Einnahme von zuviel Zink wiederum kann den Kupferspiegel senken; die Einnahme von Calcium den Magnesiumspiegel und ähnliches mehr.

Auch die giftigen Schwermetalle, denen wir durch unsere Umweltbelastung in vermehrtem Maß ausgesetzt sind, spielen hier hinein. Es ist bekannt, daß bei einem zu geringen Calciumangebot in der Nahrung Blei an dessen Stelle treten kann und verstärkt vom Organismus aufgenommen wird. Dies ist besonders bei Kindern der Fall.

Kinder werden von bleihaltigen Abgasen mehr geschädigt als Erwachsene. Die Folge sind *Überaktivität* (→ Seite 21) und *unruhiges Verhalten* in der Schule sowie eine *Beeinträchtigung der Intelligenz.*

Auch ein erhöhter *Aluminium*spiegel kann geistige und psychische Fehlsteuerungen verursachen wie *Gedächtnis-* und *Sprachstörungen, Aggressivität* und im Spätstadium völlige *Apathie* und *Verblödung.*

Durch die Einnahme von Vitamin C, Zink und Calcium können diese Schadstoffe wieder aus dem Körper ausgeleitet werden.

Selbsthilfe bei Mineralienmangel – nur im Ausnahmefall

Zuviel des Guten stört die Balance

Mit dem im letzten Abschnitt Gesagten wollte ich Ihnen klarmachen, daß die wahllose Einnahme von Mineralien und Spurenelementen nicht unbedenklich ist, greift man damit doch vergleichsweise grob in ein feinabgestimmtes Gleichgewicht unseres Körpers ein.

Erlaubt erscheint es mir, während Streßphasen, etwa vor einem Examen oder zu anderen Anlässen außergewöhnlicher Anstrengung, den Körper auf eigene Faust für drei bis vier Wochen durch die Einnahme von Magnesium und Kalium zu unterstützen. Beides ist beispielsweise in dem Präparat *Tromcardin* oder für ältere Menschen kombiniert mit dem pflanzlichen Herzstärkungsmittel Crataegus (Weißdorn) in *Septacord* enthalten (rezeptfrei in Apotheken erhältlich). Zusätzlich ist Vitamin C, etwa 1 bis 2 Gramm täglich, empfehlenswert.

Lassen Sie sich beraten

Darüber hinaus sollten Sie sich von einem Therapeuten beraten lassen, um etwaige Mangelzustände gezielt und fachmännisch anzugehen. Er wird zunächst feststellen, ob und welche Mineralien und Spurenelemente fehlen, sei es durch eine Untersuchung des Vollblutes, durch eine Haarmineralanalyse oder durch feinenergetische biologische Testverfahren.

• Bücher, die zusätzlich informieren:
Mineralstoffe und Spurenelemente, Heinz Scholz, Paracelsus Verlag;
Vitamine und Mineralstoffe, Ulrich Rückert, Ariston Verlag, Genf.

56

Alkohol – nüchtern betrachtet

»Ein Schluck und der Depp ist fertig!« lautete der Standardspruch meines alten Chemielehrers zum Thema Alkohol. Auch wenn er damit gewaltig übertrieb, bleibt doch die Tatsache bestehen, daß Äthylalkohol pharmakologisch zu den zentralnervös angreifenden Hypnotika gehört und somit auch der Satz von Paracelsus, dem berühmtesten Arzt des Mittelalters, zutrifft: »Die Menge macht das Gift.«

Oft unterschätzt: die Wirkung

Die toxische Wirkung auf Nerven, Gehirn und innere Organe setzt bereits – das wird Sie vielleicht erstaunen – bei 0,1 Promille ein, also nach dem Genuß eines Achtelliters Wein. Der Dämmerschoppen kann Ihren Blutalkohol-Spiegel bis auf 0,5 Promille und damit bis in einen leichten Rauschzustand steigen lassen.

Auch wenn der Rausch mit angenehmen Gefühlen verbunden ist, Sie sich angeregt und heiter fühlen, Hemmungen fallen, Ihre Zunge sich löst und Ihre Sorgen sich verflüchtigen, darf Sie das nicht darüber hinwegtäuschen, daß es sich hier um das erste Stadium einer echten Vergiftung handelt. Die gleichzeitige Abnahme der geistigen Leistungsfähigkeit, der Koordination und des logischen Denkens sind unmißverständliche Hinweise darauf. Nach einer größeren Alkoholmenge zeigen Ihnen Kater und Brummschädel am nächsten Tag überdeutlich, daß Sie sich nichts Gutes angetan haben.

Nun möchte ich Ihnen nicht den Spaß an einem feuchtfröhlichen Abend oder einem Glas Wein zu einem guten Essen vermiesen. Gelegentlichen Alkoholkonsum bewältigt unser Körper ohne weiteres, da er über entsprechende Entgiftungsmechanismen verfügt. Ob ein Mensch, der innere Heiterkeit ausstrahlt, das Stimulanz des Alkohols überhaupt braucht, um schöne Stunden genießen zu können, ist eine andere Frage.

Maßvoll genießen – kein Problem

Die Gefahr: Trinken aus Gewohnheit

Ganz anders sieht es bei gewohnheitsmäßigem Alkoholgenuß aus. Hierdurch wird unser Organismus, der bereits mit den toxischen Stoffen aus unserer Umwelt schwer zu tun hat, mit einer weiteren Giftmenge belastet – und auf die Dauer überfordert. Die kritische Grenze läßt sich nicht so einfach ziehen, hängt sie doch unter anderem von der Konstitution, dem Gewicht, dem Geschlecht und der Leistungsfähigkeit der Leber ab.

Nur ungern gebe ich Ihnen dennoch eine grobe Richtlinie: Sie wird in der medizinischen Literatur mit 30 Gramm reinem Alko-

57

hol pro Tag angegeben. Zum Vergleich: Ein kleines Helles (4 % – 0,25 l) enthält 6 g, ein Schoppen Rotwein (11 % – 0,25 l) 22 g, eine Flasche Weißwein (8 % – 0,7 l) 45 g, ein Glas Sekt (10 % – 0,125 l) 11 g, ein Aquavit (43 % – 2 cl) 8 g, ein doppelter Whisky (43 % – 4 cl) enthält 15 g.

Frauen reagieren empfindlicher

Der Haken bei dieser Rechnung liegt darin, daß auch geringe Mengen Alkohol keine Garantie gegen spätere Gesundheitsschäden darstellen, daß Frauen ebenso wie Nahrungsmittel-Allergiker (→ Seite 36) auf sehr viel geringere Dosen negativ reagieren können, und daß Alkoholabhängigkeit – dies vor allem! – auch unterhalb der genannten Grenzwerte auftreten kann.

Man kommt daher nicht umhin festzustellen, daß jeder, der sich auf Alkohol einläßt, gefährlich lebt, und das Risiko für Leber, Herz und Gehirn, für das geistig-seelische und soziale Wohlbefinden mit dem ersten Schluck beginnt.

Wer, vor allem welcher Jugendliche, macht sich das klar, zeigt sich der Alkohol mit seiner aufheiternden, entspannenden Wirkung heimtückisch doch zunächst von seiner besten Seite.

Welche Schäden richtet der Alkohol an?

Der Übergang vom harmlosen, gelegentlichen Gesellschaftstrinken – mit dem es ja bei jedem Alkoholiker einmal anfing! – bis zum Auftreten eines handfesten Alkoholproblems ist schleichend. Lange wird die Gefahr, in der er schwebt, von dem Betroffenen nicht wahrgenommen oder hartnäckig abgestritten. Unversehens gerät er in ein »Karussell des Leugnens«, das ihn nicht mehr losläßt, sondern daran hindert, sich aus den Fängen des Alkohols zu befreien, solange es ihm die Lähmung seiner Willenskraft späterhin noch nicht unmöglich gemacht hat.

Der Weg in die Abhängigkeit

Lange Zeit wiegt er sich noch in der Illusion, das Leben im Griff zu haben. Tatsächlich gelingt es ihm auch vorerst in einem täglichen Balanceakt, seiner Arbeit nachzugehen, den Rahmen seiner äußeren Lebensumstände aufrechtzuerhalten und nicht »auffällig« zu werden.

Jedoch treten schon in dieser Zeit psychische Veränderungen auf, die sich über eine Spanne von Jahren nach und nach verstärken und sich schließlich auch vor Außenstehenden nicht mehr verbergen lassen. Sie manifestieren sich in:

• *Störung der Merkfähigkeit* und *Aufmerksamkeit* mit zunehmenden *Fehlleistungen,* immer stärkerem *Nachlassen des Gedächtnisses;*

**Geistig-
seelischer
Abbau –**

• *Verlangsamung des Gedankenflusses,* wobei das Denken oft lange um den gleichen Gegenstand kreist, *zunehmendem Mangel* an *Kritik-* und *Urteilsfähigkeit;*
• *Stimmungslabilität* mit *mürrischer Reizbarkeit, Verschlossenheit,* gelegentlichen *Wutausbrüchen* oft bei kleinstem Anlaß; zwischendurch ist der Betroffene dann auch *oberflächlich-heiter, rührselig* oder versucht, sein angeschlagenes Selbstwertgefühl mit *großspurigem Benehmen* oder *Reden* zu überdecken;
• *Schwinden des Interesses* an Familie, Freunden, Beruf und Hobbies; die Stammkneipe wird zum Wohnzimmer, die Gesellschaft immer weniger kritisch ausgewählt;
• *Angstzuständen* (meist morgens, nüchtern) bis hin zu Schweißausbrüchen.
Zunächst sind diese Anzeichen noch diskret. Immer mehr führen sie jedoch zu einem *allgemeinen geistig-seelischen Abbau,* zur *Vergröberung der Persönlichkeitsstruktur, zur Gefühlsverflachung* und *Abstumpfung,* kurz ins Abseits des Lebens – eine verheerende Konsequenz nicht nur für den Betroffenen, sondern auch für seine Angehörigen.

**– führt
»ins Abseits
des Lebens«**

• Im Spätstadium treten regelrechte Geisteskrankheiten auf. *Psychose* mit *Halluzinationen* (weiße Mäuse), *Desorientiertheit, Verlust des Erinnerungsvermögens, Verfolgungswahn.*
Das Gehirn ist eben der Hauptangriffspunkt des Alkohols. Auch wenn das Endstadium noch weit entfernt ist, gehen bei einem Bestand von 25 Milliarden pro 100 Gramm reinem Alkohol sage und schreibe 10 Millionen Gehirnzellen unwiederbringlich zugrunde.
Zu den psychischen kommen körperliche Schädigungen durch Alkohol, auch wenn sie sich meist erst nach Jahren schleichend und in unterschiedlicher Ausprägung einstellen:

**Irreparable
körperliche
Schäden**

• Die Zerstörung von Leberzellen, zunächst in Form der Fettleber, die bei Abstinenz noch rückbildungsfähig ist, später als Leberzirrhose (Leberschrumpfung), erkennbar an Völlegefühl und Druck im rechten Oberbauch, auch an Gelbfärbung der Augen;
• Hautveränderungen mit Gesichtsrötung;
• Magenschleimhautentzündung, bei der immer mehr magensaftproduzierende Zellen zugrundegehen;
• Appetitlosigkeit, damit auch Fehlernährung und Mangel an wichtigen Nährstoffen;
• Herzmuskelschädigung mit Erweiterung der Herzkammern und Absterben von Herzmuskelzellen;

59

- verminderte Produktion des männlichen Geschlechtshormons Testosteron und Verkümmerung der Hoden, Impotenz;
- Unterzucker mit der Folge von Erregungs-, Angst- und Verwirrtheitszuständen;
- Nervenschädigung (Polyneuropathie) mit ziehenden, brennenden oder stechenden Schmerzen an den Beinen, Unsicherheit beim Gehen;
- Zittern der Finger und Hände, später auch der Zunge, der Augenlider, des Kopfes, der Arme und Beine, besonders morgens.

Wie wird man zum Alkoholiker?

Oft erbliche Veranlagung

In vielen Fällen liegt eine erbliche Veranlagung vor. In manchen Familien finden sich Betroffene durch mehrere Generationen. Oft waren sie in der Kindheit überaktiv und zeigten bereits entsprechende Symptome wie innere Unruhe, Konzentrationsschwäche, emotionale Labilität, Schulschwierigkeiten.

Mit Sicherheit finden auch bei der Alkoholsucht Veränderungen statt in bestimmten Abschnitten des Zwischenhirns, also des Hypothalamus und des limbischen Systems (→ Seite 13). Bekanntlich befinden sich hier die Zentren für unsere elementaren Triebe und Gefühle. Die Forschung steckt hier noch in den Kinderschuhen, doch steht bereits soviel fest:

An den Zellen des Gehirns gibt es in Form von Ausstülpungen Rezeptoren, an denen sich bestimmte Substanzen anlagern. Hierzu gehören auch die im Körper selbst erzeugten *Endorphine,* etwas plakativ mit dem Ausdruck »Glückshormone« bezeichnet. Bei bestimmten Menschen – Vererbung scheint eine Rolle zu spielen – werden die Rezeptoren zu wenig mit Endorphinen besetzt. Zu viele bleiben frei, was zu einem quälenden Zustand innerer Unruhe führt. Suchtmittel – das gleiche wie für Alkohol gilt auch für Drogen – scheinen nun die Rezeptoren zu besetzen. Augenblicklich tritt ein Gefühl von Ruhe, Frieden, Heiterkeit und Entspannung ein. Erklärlich, daß der Betroffene, kehren nach Abklingen der Wirkung Unruhe und Gereiztheit zurück, wie unter Zwang erneut zum Glas (oder zur Droge) greift, um den harmonischen Zustand wiederherzustellen.

Die Rolle der »Glückshormone«

Das Unterbewußtsein steuert die Sucht

Der geschilderte Mechanismus wird weitgehend vom Unterbewußtsein gesteuert, weswegen der bewußte Wille oft so wenig ausrichten kann.

Englische und amerikanische Ärzte erklären die Alkoholsucht als eine besondere Form der Nahrungsmittel-Allergie (→ Sei-

60

te 36), die sich nicht auf den Alkohol als solchen, sondern auf die Ausgangsstoffe wie Weintrauben oder Weizen bezieht.

Alkoholsucht – eine Form der Allergie?

Dieser Ansicht liegt die Beobachtung zugrunde, daß eine Allergie auf verschiedene Nahrungsmittel wie etwa Brot, Kaffee, saure Äpfel ebenfalls mit Suchtverhalten verbunden sein kann. Darüber hinaus spricht die Tatsache, daß es in Alkoholikerfamilien auch andere Ausdrucksformen einer Nahrungsmittel-Allergie wie Migräne, Asthma, Neurodermitis, Rheuma gibt, für solche Zusammenhänge.

Unterzucker (Hypoglykämie, → Seite 42) macht für Alkoholsucht anfällig, da die hierbei auftretenden Unlust- und Unruhegefühle sich schlagartig durch Alkohol bessern. Umgekehrt verstärkt Alkohol die Neigung zu Unterzucker. Ein Teufelskreis!

Teufelskreis Alkohol und Unterzucker

Wann wird Alkohol zum Problem?

Alkoholiker ist, wer sich durch alkoholische Getränke körperlich, seelisch oder in seinem sozialen Umfeld schadet.

So lautet die knappe Formel einer bekannten Definition, die recht brauchbar ist, um noch »harmloses« gewohnheitsmäßiges Trinken abzugrenzen gegen die Alkoholabhängigkeit, die nach einer Phase des gerade noch aufrechterhaltenen Gleichgewichts in einer permanenten Talfahrt zur Vernichtung der Existenz führt und die Angehörigen in namenloses Unglück stürzt.

Wer mehr als drei der folgenden Fragen mit Ja beantworten muß, sollte sich als betroffen oder zumindest als stark gefährdet einstufen:

Sind Sie gefährdet?

- Ich trinke nach beruflichem Ärger, nach Enttäuschungen, Auseinandersetzungen oder um meine Einsamkeit besser ertragen zu können;
- ich kann nicht auf Alkohol verzichten, brauche immer mein tägliches Quantum, sonst fühle ich mich nicht wohl;
- ich werde erst gesprächig, verliere meine Hemmungen, wenn ich etwas getrunken habe;
- ich muß immer einen Alkoholvorrat im Haus oder am Arbeitsplatz haben;
- es ist mir unangenehm, wenn es in Gesprächen auf das Thema Alkohol kommt;
- ich werde ärgerlich, wenn man mir wegen meiner Trinkgewohnheiten Vorhaltungen macht;
- ich bin oft schlecht gelaunt, mürrisch, ängstlich, habe Schuldgefühle wegen meines Trinkens, fühle mich minderwertig;

61

• ich habe an mir eines oder mehrere alkoholbedingte körperliche Symptome festgestellt (→ Seite 58);

• ich habe den Kontakt zu ehemaligen Freunden weitgehend abgebrochen, verkehre jetzt eher mit Menschen unter meinem Niveau;

• ich muß schon morgens trinken; meine Hände zittern;

• ich trinke heimlich, verstecke die Flasche vor anderen.

Haben Sie sich nach ehrlicher (!) Prüfung als betroffen einstufen müssen, so ist dies kein Grund zu Scham- oder Schuldgefühlen. Alkoholabhängigkeit ist keine Schande! Sie ist kein Zeichen für eine Charakterschwäche oder persönliches Versagen, sondern eine Krankheit, die den einen trifft, den anderen nicht – obwohl auch er Alkohol trinkt.

Abhängigkeit ist keine Schande

Eine Schande ist es nur, wenn Sie jetzt nicht alle Kraft und allen Mut zusammennehmen, um sich lieber heute als morgen am eigenen Schopf aus dem Sumpf zu ziehen. Denn helfen können Sie sich nur selbst – und die Voraussetzung dafür ist, daß Sie jetzt auf der Stelle den Entschluß fassen, mit dem Trinken gänzlich aufzuhören. Alle windelweichen Halbheiten, den Ausstieg auf später zu verschieben oder gar das Alkoholquantum »auf ein vernünftiges Maß« begrenzen zu wollen, gehören letztlich zu jenen guten Vorsätzen, mit denen bekanntlich der Weg in die Hölle gepflastert ist.

Nur Sie selbst können sich helfen!

Ich bin sicher, Sie können es schaffen, Ihr Leben neu zu orientieren, wie viele andere vor Ihnen auch. Sie müssen es nur wollen! Haben Sie die anfänglichen Schwierigkeiten überwunden und den Alkohol aus Ihrem Leben gestrichen, so verspreche ich Ihnen, daß Sie mit Erstaunen und Dankbarkeit erfahren werden, wie gut Sie sich fühlen, wie Sie es genießen, im Vollbesitz Ihrer geistigen und körperlichen Kräfte auf dieser Welt etwas bewirken zu können, mit anderen Menschen fröhlich zu sein, ohne einen benommenen Kopf am nächsten Morgen. Mit einem Satz: Sie werden sich fühlen wie neugeboren!

Beginnen Sie noch heute!

Sollte ich, lieber Leser, mit diesem Kapitel nur einen einzigen unter Ihnen dazu bewogen haben, von dem Zug ins Verderben abzuspringen, hätte ich dieses Buch nicht umsonst geschrieben. Zuviel Leid habe ich in meinem beruflichen Umfeld immer wieder durch Alkohol, diesen Wolf im Schafspelz, erlebt. Und auch denjenigen, deren Existenz nicht direkt auf dem Spiel steht, bringt der Verzicht auf Alkohol einen nicht unbeträchtlichen Gewinn an Wohlbefinden und Gesundheit.

Was hilft bei der Entwöhnung von Alkohol?

● Psychologische Unterstützung ist unerläßlich, liegen doch meist als Grundlage für Alkoholprobleme psychische Faktoren vor wie *Unsicherheit, mangelndes Selbstvertrauen, Ichschwäche*. Aus den im letzten Kapitel beschriebenen Methoden der Psychotherapie bietet die Verhaltenstherapie (→ Seite 120) gute Ansätze, da auch das Trinken ein Fehlverhalten darstellt, das gelernt wurde, aber durch spezifische Techniken genauso wieder verlernt werden kann.

Trinken läßt sich verlernen

Manchmal ist ein dreimonatiger Aufenthalt in einer psychosomatischen Klinik notwendig, um eine dauerhafte seelische Umstrukturierung zu erreichen.

Auf Grund der hervorragenden Erfolge empfehle ich jedoch zunächst die Teilnahme an einer der vielen Selbsthilfegruppen (→ Kontaktadressen, Seite 137). Rat und Hilfe durch ehemalige Betroffene sind unschätzbar und in meinen Augen eine fast unerläßliche Voraussetzung für einen bleibenden Erfolg.

Holen Sie sich Unterstützung

Auch Angehörige von Betroffenen können in einer eigenen Gruppe, »Alanon« (→ Seite 137), Unterstützung und Anregung für den Umgang mit dem Alkoholkranken finden. Vor allem erfahren sie, daß Drängen und Vorhaltungen im Guten wie im Bösen nicht nur nichts nützen, sondern den Betroffenen noch mehr in seinem Verhalten fixieren.

● Entspannungsmethoden wie Autogenes Training (→ Seite 90) und Meditation (→ Seite 91) sollten als unschädliche Alternativen an die Stelle der entspannenden Alkoholwirkung treten. Streß treibt in besonderem Maße zur Flasche und muß durch Änderung der Lebensumstände abgebaut werden – wobei sich manche Streß-Situationen einfach durch Weglassen von Alkohol von selbst auflösen!

● Wichtig ist die körperliche Unterstützung der Entwöhnung. Bei physischer Abhängigkeit kann ein Entzug in einer Klinik notwendig sein. Der Arzt wird bei dieser Entscheidung helfen. Manchmal wird das Präparat *Antabus* eingesetzt. Jeder Schluck Alkohol führt danach zu massiver Übelkeit und zu Erbrechen, gelegentlich sogar zu einem Kreislaufkollaps.

Entzug in der Klinik

Immer muß überprüft werden, ob nicht eine echte Depression (→ Seite 10) die verdeckte Wurzel der Alkoholsucht ist und eine spezifische Behandlung erfordert.

● Da teils durch die Wirkung des Alkohols, teils durch die typische unzureichende Ernährung Mangelzustände entstanden

Wichtig:
Die richtige
Ernährung

sind, müssen diese gezielt behoben werden. Tierexperimente zeigten eindringlich, wie sehr die Sucht durch Nährstoffmangel unterhalten wird: Zwei Gruppen von Ratten wurden zunächst alkoholabhängig gemacht. Der einen wurde dann ein besonders nährstoffhaltiges Futter angeboten, die zweite mangelhaft ernährt. Bei der gesund ernährten ließ im Gegensatz zu der anderen Gruppe das Alkoholbedürfnis ganz erheblich nach.

Ein Defizit besteht bei Alkoholikern praktisch immer an Magnesium (→ Seite 53), Vitamin B_1 und Vitamin C (→ Seite 54).

● Eine genaue Anweisung für die Nährstoffbehandlung bei der Alkoholentwöhnung enthält das unten angegebene Buch »Heilwirkung von Nährstoffen«. Darin wird auch die in den USA bereits vielfach unter Beweis gestellte Wirkung der Aminosäure *Glutamin* betont: Nimmt der Betroffene hiervon morgens zwei Kapseln à 500 mg ein, so läßt das Bedürfnis nach Alkohol spürbar nach.

Die Leber
braucht Hilfe

Außerdem übt Glutamin eine schützende Funktion auf die Leber aus, die in jedem Fall unterstützt werden muß. Zu diesem Zweck verschreibt der Arzt auch entsprechende andere Medikamente. Glutamin gibt es als Gewürz zu kaufen. In der Apotheke kann es richtig dosiert in Kapseln abgefüllt werden. Glutaminsäure soll weniger wirksam sein.

Eine Einschränkung ist zu beachten: Einige Menschen können auf Glutamin übersensibel mit Kopfschmerzen oder Ohnmachtsanfällen reagieren. Sie vertragen deshalb auch das mit Glutamin gewürzte Essen in chinesischen Restaurants nicht.

Akupunktur
und
Homöopathie

● Homöopathie (→ Seite 88) und Akupunktur (→ Seite 90) können bei der Alkoholentwöhnung eine große Hilfe bedeuten.

• Bücher, die zusätzlich informieren:
Heilwirkung von Nährstoffen, Lothar Burgerstein, Haug Verlag.

Amalgam – Gift im Mund

Angst vor dem Zahnarzt haben wir meist wegen des Bohrens. Viel berechtigter wäre sie jedoch aus einem anderen Grund: Eine beträchtliche Zahl von Patienten erleidet durch das Amalgam, mit dem der Doktor die Löcher in den Zähnen flickt, eine Quecksilbervergiftung.

Die mögliche Folge sind eine ganze Reihe völlig verschiedener körperlicher Symptome und seelischer Störungen, die von der überwiegenden Zahl der Ärzte so wenig unter einen Hut gebracht werden, daß auch diese bedauernswerten Patienten sich zumeist als Psychopathen abgestempelt sehen.

Von der Zahn-Plombe zur Zeit-Bombe

Amalgam besteht zu etwa 50 Prozent aus Quecksilber, zu 25 Prozent aus Silber, der Rest aus unterschiedlich großen Anteilen von Zinn, Zink und Kupfer. Welch hochtoxische Substanz Quecksilber ist, zeigten Vergiftungsepidemien in Japan durch quecksilberverseuchte Fische und im Iran durch den Verzehr quecksilberhaltigen Saatgetreides. Bei den Betroffenen traten schwerste Schädigungen des Zentralnervensystems ein, es gab Todesfälle.

Schwere Schäden des Nervensystems

Bereits kurz nach Einführung des Amalgams als Zahnfüllungsmaterial wurde aufgrund der Beobachtung von gesundheitlichen Schäden davor gewarnt. Warnende Stimmen erhoben sich seitdem immer wieder. Sie blieben ungehört, und bis zum heutigen Tag wird uns diese »tickende Zeitbombe« in die Zähne praktiziert – mit der Behauptung, daß das Quecksilber dort bleibt und sich nicht von der Stelle rührt.

Anwendung trotz vieler Warnungen

Doch das ist in vielen Fällen ein frommer Wunsch. Nach zehn Jahren – das zeigten Untersuchungen von Amalgamplomben aus gezogenen Zähnen – wiesen diese um 60 bis 84 Prozent weniger Quecksilber auf, als sie beim Einsetzen enthielten. Wo ist das Quecksilber geblieben? Die erschreckende Antwort: Es hat sich in unserem Körper auf die Wanderschaft gemacht!

Wodurch löst sich Quecksilber aus Amalgamplomben?

Außer durch natürliche Korrosion, die wir vom Rosten unseres Autos kennen, begünstigen verschiedene Faktoren das Herauslösen von Quecksilber aus den Plomben:

Allein durch Kauen

• Reibung und Wärme beim Kauen. Bei Testpersonen mit Amalgamplomben hatte sich nach zehnminütigem Kauen von Kaugummi (!) der Quecksilberdampf im Atem um das 54fache erhöht.

Durch Essen und Trinken

• Heiße Speisen und Getränke. Säuren aus Obst und Essig. Darüber hinaus machen Kaffee, Schwarztee, Cola, Zucker und Süßigkeiten den Speichel sauer und greifen dadurch die Oberfläche von Amalgam an. Nahrungsmittel-Allergiker haben übrigens häufig einen sauren Speichel, was die Beobachtung erklären könnte, daß gerade sie recht häufig an einer Amal-

65

gamvergiftung leiden. Auch durch Fluorzahnpasta löst sich Quecksilber aus den Plomben.

Der Batterie-Effekt

• Entstehen eines Batterie-Effekts. Durch verschiedene Metalle im Mund – außer Amalgam Goldinlets, Kronen, Brückenmaterial, Zahnspangen – beginnt über den Speichel als Leiter ein feiner galvanischer Strom zu fließen, durch den Quecksilberpartikelchen herausgelöst werden. Auch zwischen zwei Amalgamplomben, die häufig eine verschiedenartige Legierung aufweisen, kann ein solcher Effekt entstehen. Hinweis darauf ist ein Metallgeschmack.

• Verwendung billigen, minderwertigen Amalgams und schlechte Politur der Oberfläche begünstigen das Freisetzen von Quecksilber. Durch fehlende Unterfüllung (absoluter Kunstfehler!), mit der der Zahn zur Wurzel hin mit harzartigem Material versiegelt wird, dringt Quecksilber besonders leicht in das Kiefergewebe ein. Manchmal werden beim Auswechseln einer Plombe auch durch das Bohren Amalgamsplitter ins Zahnfleisch geschleudert.

Unsachgemäße Behandlung

• Mangelhafte Mundpflege, die weißlich-schmierige Beläge, sogenannte Plaques, an den Zahnhälsen zur Folge hat. Sie enthalten Bakterien, die nicht nur zur Zahnfleischentzündung (Parodontose) führen, sondern auch das Herauslösen von Quecksilber aus Amalgamplomben fördern.

• Das Anlegen einer Amalgamfüllung und deren Herausbohren sind jeweils mit einer erhöhten Quecksilberbelastung des Körpers verbunden.

Was Amalgam in unserem Körper anrichtet

Auf zwei Wegen gerät das aus den Amalgamplomben herausgelöste Quecksilber in den Körper. Einesteils wird es als Dampf eingeatmet und gelangt über die Lungen oder die Nasenschleimhaut ins Blut; auch kann es entlang der feinen Nervenendigungen der Nase ins Gehirn wandern. Da der Riechnerv dadurch geschädigt wird, kommt es vor, daß Patienten nichts mehr riechen können. Anderenteils gerät das Quecksilber über die Zahnwurzel ins Kiefergewebe und verteilt sich über die Gewebsflüssigkeit, die Lymphe, im ganzen Organismus.

Der Riechnerv wird geschädigt

Die Giftwirkung wird noch dadurch verstärkt, daß das einfache, elementare Quecksilber sich durch Bakterien im Körper wie Staphylokokken, Streptokokken und Colibakterien oder durch die im Darm heute bei so vielen Menschen wuchernden Hefe-

Der Körper wird vergiftet

66

pilze in das hochgiftige Methylquecksilber umwandelt, das sich vorzugsweise ım Gehirn ablagert.

Verhängnisvolle Folgen

Verhängnisvoll ist weiterhin, daß sich das Quecksilber nach einer bestimmten chemischen Umwandlung im Körper mit den *Thiolen* verbindet. Dies sind Substanzen aus Schwefel und Wasserstoff, die praktisch überall in unserem Organismus vorkommen, vor allem in den Eiweißbausteinen, den Aminosäuren. Mit ihnen reist das Quecksilber gewissermaßen huckepack in alle Organe.

Auch die Hormone und Enzyme, die Zündfunken für unsere Stoffwechselvorgänge, enthalten Thiolgruppen und werden durch Quecksilber empfindlich gestört. Das gleiche gilt für die Botenstoffe in unserem Gehirn, die die Information von Zelle zu Zelle weitergeben. *Denkhemmung* und *Gedächtnisstörungen* werden auf diese Weise erklärlich. Behindert werden auch zwei wichtige Enzyme, mit deren Hilfe der Traubenzucker in Energie verwandelt wird. Kein Wunder, daß *Energielosigkeit* und *Erschöpfung* zu den häufigsten Klagen bei Amalgamgeschädigten gehören.

Störungen von Kopf bis Fuß

Durch die geschilderten Vorgänge wird die verwirrende Vielfalt gesundheitsschädlicher Auswirkungen des Quecksilbers verständlich, die buchstäblich von Kopf bis Fuß reichen, in besonderem Maß jedoch so wichtige Organe treffen wie Gehirn und Nervensystem, Leber und Nieren. Außerdem findet sich oft auch eine Quecksilberanreicherung in der Hirnanhangsdrüse, dem Steuerungsorgan für Schilddrüse und Nebenniere, wodurch auch die meist zu beobachtenden hormonellen Störungen ihre Erklärung finden.

Beschwerden durch Amalgamvergiftung

Die Liste möglicher Beschwerden, die das Quecksilber in unserem Körper hervorrufen kann, ist so lang, daß man versucht ist zu sagen: Man kann von den Amalgamplomben Tod und Teufel bekommen!

Andere Ursachen ausschalten

Falls Sie betroffen sind, müssen Sie natürlich nicht damit rechnen, gleich sämtliche Symptome zu bekommen. Den einzelnen trifft meist nur, schlimm genug, eine Auswahl. Außerdem ist zu bedenken, daß die Beschwerden selbstverständlich auch andere Ursachen haben können, so eine Nahrungsmittel-Allergie (→ Seite 36), eine Pilzinfektion des Darms (→ Seite 49) oder Vergiftungen durch Chemikalien (→ Seite 72).

Sind Sie betroffen? Dem Verdacht auf eine Quecksilbervergiftung sollten Sie jedoch nachgehen, wenn drei oder mehr der nachstehend aufgeführten Symptome bei Ihnen vorliegen, vor allem, wenn Sie zwei verschiedene Metalle im Mund haben, zum Beispiel Amalgam und Goldinlets.

Psychischer Bereich: *Reizbarkeit, Nervosität, Apathie, Antriebslosigkeit, Angst-* und *Panikzustände, Depressionen, Menschenscheu, mangelndes Selbstvertrauen;*

Gehirn: *Gedächtnisstörungen, Denkhemmung, Konzentrationsschwäche, Wortfindungsstörungen, schlechter Schlaf;*

Nervensystem: *Kopfschmerzen, Schwindel, Zittern der Hände, der Füße, der Lippen, der Augenlider* oder *der Zunge, Sprachstörungen, Trigeminusneuralgie, Krampfanfälle.*

Allgemeine Beschwerden: Untertemperatur, kalte, feuchte Hände und Füße, Schwitzen ohne körperliche Anstrengung, Ödeme, Gewichtsabnahme.

Spezielle körperliche Beschwerden:

Augen: verschwommenes Sehen, Einschränkung des Gesichtsfeldes;

Ohren: Schwerhörigkeit, Ohrgeräusche;

Mundhöhle: Zahnfleischbluten, Kieferknochenschwund, Lockerung der Zähne, vermehrter Speichelfluß, Mundgeruch, metallischer Geschmack im Mund, Mundschleimhautentzündung, Brennen im Mund, bläuliche Verfärbung der Mundschleimhaut, Geschwüre an der Mundschleimhaut oder der Zunge;

Herz-Kreislauf: Herzrhythmusstörungen (zu rascher, zu langsamer Puls oder unregelmäßiger Herzschlag), niedriger Blutdruck;

Luftwege: chronischer Husten, unregelmäßiges Atmen, Asthma, chronischer Schnupfen, verstopfte Nase, chronische Nebenhöhlenentzündung;

Lymphsystem: Vergrößerung der Halslymphknoten;

Gliedmaßen: Gelenkschmerzen, Rheumatismus, Schwäche in den Beinen, Taubheit und Kribbeln in Händen und Füßen, allgemeine Muskelschwäche, fortschreitend bis zur Lähmung;

Haut: Allergien, Ekzeme, Neurodermitis;

Niere: Nierenschäden;

Blut: Blutarmut;

Magen-Darm: Bauchkrämpfe, Durchfall, Dickdarmentzündung (Colitis);

Schmerzzustände: Schmerzen in der linken Brustseite (!), aber auch Rückenschmerzen, Verspannungen im Nacken, Nerven-

Die Liste der Beschwerden ist lang

schmerzen; oft Schmerzen an wechselnden Körperstellen, ohne daß hier eine eindeutige Ursache gefunden wird.

Krankheiten, bei deren Auftreten unbedingt ein Zusammenhang mit einer möglichen Quecksilbervergiftung in Erwägung gezogen werden muß:

Nahrungsmittel- und andere *Allergien, multiple Sklerose, Migräne, Neurodermitis, Depressionen (!), Asthma, Neuralgien* wie *Trigeminusneuralgie, Rheuma, chronische Nebenhöhlenentzündung, Brennen oder Geschwüre im Mund, Parodontose, Schlafstörungen.*

Wie läßt sich eine Amalgamvergiftung nachweisen?

Strom-spannung im Mund messen lassen

Zunächst sollten Sie vom Zahnarzt die Stromspannung zwischen einzelnen Amalgamplomben oder unterschiedlichen Metallen in Ihrem Mund messen lassen. Falls Ihr Zahnarzt nicht dafür eingerichtet ist, wenden Sie sich an einen biologisch orientierten Kollegen (Adressennachweis → Seite 137).

Wie vorher schon gesagt, wird durch elektrische Ströme im Mund das Herauslösen von Quecksilber begünstigt (→ Seite 66). Außerdem verursacht die elektrische Spannung in unmittelbarer Nähe des Gehirns allein schon häufig Symptome. Bedenklich sind Werte über 100 Millivolt oder 3 Mikro-Ampère.

Da das Quecksilber im Gewebe gespeichert ist, kann es erst nachgewiesen werden, wenn es dort wieder mobilisiert wird. Ermöglicht wird dies durch eine *Spritze mit DMPS* (Dimercapto-Propan-Sulfonat), enthalten zum Beispiel in dem Präparat Dimaval. Die Untersuchung einer Urinprobe vor und nach der Injektion gibt Aufschluß über eine überdurchschnittliche Ausschwemmung von Quecksilber und damit über eine Organanreicherung. Als positiv und damit als belastend wird ein Anstieg über 50 Mikrogramm Quecksilber pro Liter angesehen.

Elektro-akupunktur

Auch mit der *Elektroakupunktur* nach Voll, einer feinenergetischen Methode der Biologischen Medizin, läßt sich die Quecksilberbelastung des Organismus nachweisen.

Hauttest bei Allergie

Hauttests, etwa eine Epikutanprobe durch Aufkleben von Quecksilber auf die Rückenhaut, werden nur dann positiv, wenn es sich um eine Allergie handelt. Die in der Regel vorliegende Vergiftung durch Quecksilber kann dadurch nicht nachgewiesen werden.

69

Was hilft bei Amalgamvergiftung?

Die Plomben entfernen lassen!

Logischerweise ist der erste Schritt die Entfernung aller Amalgamplomben. Da dabei noch einmal eine vorübergehende Belastung mit Quecksilber in Kauf genommen werden muß, ist das quadrantenweise Ausbohren in einem bestimmten zeitlichen Abstand zu empfehlen. Sie sollten sich hierzu einem Zahnarzt anvertrauen, der versteht, wie wichtig dabei ein besonders sorgfältiges Vorgehen ist, und daß auch nicht die geringsten Reste von Amalgam übrigbleiben dürfen.

Als Ersatz der Füllungen sind Gold oder Keramik zu empfehlen. Ersteres ist meistens, wenn auch nicht immer, verträglich. Sicherheitshalber lassen Sie es vorher mit der Elektroakupunktur (→ Seite 69) testen. Compositfüllungen (Kunststoff) kommen für nicht zu große Löcher ebenfalls in Frage.

Bei Gutachten zahlt die Kasse

Die Kassen übernehmen die Kosten nur bei Nachweis einer Allergie, sonst werden bei Vorlage eines ärztlichen Gutachtens in der Regel 60 Prozent gezahlt, manchmal mehr, manchmal weniger.

Im Anschluß an die zahnärztliche Behandlung sollte das im Gewebe gespeicherte Quecksilber ausgeleitet werden. Möglich ist dies durch Einnehmen von Kapseln, die das vorher erwähnte DMPS enthalten. Zusätzlich sollten Sie Zink und eventuell auch Eisen einnehmen, da diese körpernotwendigen Spurenelemente gleichzeitig mit ausgeschwemmt werden. Fragen Sie Ihren Arzt.

Quecksilber homöopathisch ausleiten

Eine andere – und schonendere – Möglichkeit der Ausleitung bieten homöopathische Zubereitungen von Quecksilber (Mercurius solubile) oder Silberamalgam, die eingenommen oder gespritzt werden. Auch die Einnahme von Vitamin B_6, C und E sowie Selen und Magnesium unterstützt den Entgiftungsprozeß.

Langsam wird sich Ihr Allgemeinbefinden danach bessern, und die Symptome werden nach und nach verschwinden. Um diesen Prozeß zu beschleunigen, sollten alle Register der Naturheilkunde gezogen werden.

Wichtig ist, eine gleichzeitig bestehende Nahrungsmittel-Allergie (→ Seite 36) und Darmpilzbesiedlung (→ Seite 49) festzustellen, die ähnliche Symptome hervorrufen können.

Gift auf Krankenschein

Die Debatte um Amalgam ist noch in vollem Gange. Extreme Standpunkte prallen aufeinander. Sie reichen von der verharmlosenden Behauptung offizieller Stellen und leider auch vieler

Extreme Standpunkte

Ärzte (!), es gäbe keinen begründeten Verdacht für ein gesundheitliches Risiko durch Amalgam, bis hin zu der Forderung, die Giftplomben zu verbieten. Diese werden derweilen noch immer in der gigantischen Zahl von etwa 37 Millionen jährlich in die Zähne nicht aufgeklärter Bürger praktiziert.

Das Bundesgesundheitsamt nahm Ende 1991 eine wachsweiche Stellung ein: Im Frontzahnbereich seien andere Materialien zu empfehlen, Sanierungen während der Schwangerschaft und die Anwendung bei Kleinkindern seien wegen höherer Empfindlichkeit zu vermeiden, im kautragenden Backenzahnbereich sei Amalgam jedoch nach wie vor das Mittel der Wahl.

Sicher: Nach wie vor gibt es kein anderes billiges Zahnfüllungsmaterial, und beileibe nicht alle Patienten tragen gesundheitliche Schäden davon. Wollte sich jetzt jeder seine Plomben auf Krankenschein ersetzen lassen, wären die Kassen samt und sonders pleite.

Kein Zweifel besteht aber auch daran, daß die Anzahl der Menschen, deren Gesundheit durch Amalgam ruiniert wurde, erheblich größer ist als angenommen. Wer zählt schon die davon betroffenen Patienten, die ihr Leben in psychiatrischen Anstalten fristen? Noch immer bleibt die deprimierende Wahrheit bestehen, daß Amalgam als versteckte Ursache vieler verschiedener körperlicher und seelischer Symptome meist nicht erkannt wird.

Woran kein Zweifel besteht

Das beweisen mir täglich Patienten, die nach jahrelanger Odyssee mit Allergien, Schmerzzuständen, Rheuma, chronischer Erschöpfung, Depressionen und Nachlassen ihrer geistigen Kräfte zu mir in die Sprechstunde kommen.

Ich kann ihre Verzweiflung nachfühlen, habe doch auch ich die Hölle einer Quecksilbervergiftung viele Jahre bis zum totalen Zusammenbruch meiner gesamten Existenz durchlitten. Mit ihnen frage ich mich: Wer gibt uns die verlorenen Jahre unseres Lebens zurück?

Bedenkt man, daß seit der Jahrhundertwende immer wieder ernstzunehmende Wissenschaftler und Ärzte vor den Gefahren von Amalgam warnten, gehört es zu den unbegreiflichen Kapiteln der Menschheitsgeschichte, daß uns die tickenden Zeitbomben bis heute in die Zähne gesetzt werden.

Ergreifen Sie die Initiative!

Auch hier rate ich Ihnen: Ergreifen Sie selbst die Initiative! Lassen Sie bei gesundheitlichen Problemen von sachverständigen Ärzten prüfen, ob bei Ihnen eine erhöhte Stromspannung im

Mund oder eine Quecksilberbelastung vorliegt, und veranlassen Sie unverzüglich die Entfernung Ihres Amalgams.

Bleiben Sie hartnäckig
Versuchen Sie mit Nachdruck, die Kosten von der Krankenkasse erstattet zu bekommen, und zahlen Sie den Rest aus eigener Tasche, auch wenn Sie deswegen das neue Auto oder die Urlaubsreise zurückstellen müssen. Ihre Gesundheit sollte Ihnen dieses Opfer wert sein! Rat und Hilfe finden Sie bei der Beratungsstelle für Amalgamvergiftete e.V. (→ Seite 137).

Übrigens mehren sich die Stimmen, die dem in Zahnersatz möglicherweise enthaltenen Metall Palladium ähnliche toxische Wirkungen nachsagen.

Allein unter meinen Patienten befinden sich mehrere, die durch den Palladin-Anteil im Goldmaterial in geradezu desolate Zustände geraten sind. Die gesundheitlichen Störungen entsprechen weitgehend denen, die durch Amalgam ausgelöst werden. Fragen Sie bei Verdacht Ihren Zahnarzt nach dem Palladin-Gehalt Ihres Goldmaterials und suchen Sie notfalls einen biologisch orientierten Zahnarzt auf, oder fragen Sie nach bei der Internationalen Gesellschaft für ganzheitliche Zahnmedizin (→ Adressen, die weiterhelfen, Seite 138).

Wohngifte und andere Chemikalien

Chemie ist aus unserem Leben nicht mehr wegzudenken. Das Rad der Zivilisationsgeschichte läßt sich nicht mehr zurückdrehen. Doch müssen wir mehr und mehr durch einen schmerzhaften Lernprozeß am eigenen Leibe erfahren, daß die bequemen Errungenschaften unseres technischen Zeitalters auch eine negative Seite haben.

Seit es Leben auf diesem Planeten gibt, ist es an die natürlichen Gegebenheiten unserer Umwelt angepaßt. Die Überflutung mit chemischen Substanzen, die wir auf Schritt und Tritt berühren, uns auf die Haut und in die Haare schmieren, einatmen oder als zweifelhafte Dreingabe mit der Nahrung schlucken, stellt eine Belastung unseres Organismus dar, die seine natürlichen Entgiftungsmechanismen oftmals überfordert. Es spricht für die Zähigkeit der menschlichen Natur, daß wir dadurch noch nicht ausgerottet sind wie so manche Tierart.

Gifte sind überall

Fragt man jedoch näher nach, so zeigt sich bald, falls man eine ehrliche Auskunft erhält, daß viele Menschen nicht mehr im

72

So zeigt sich Überforderung

Vollbesitz ihrer körperlichen und geistigen Kräfte sind, daß sie sich ständig mude, gereizt oder unruhig fühlen, häufig erkältet sind oder an anderen Störungen leiden. Das alles ist ein Ausdruck dafür, daß das Maß dessen, was der Organismus von den in die Tausende gehenden Chemikalien unseres privaten und beruflichen Alltags verkraften kann, voll ist.

Die Summierung und die undurchschaubaren Wechselwirkungen dieser Substanzen in unserem Körper, die Entstehung von unbekannten Abbauprodukten in unseren Organen und die Tatsache der individuell völlig unterschiedlichen Empfindlichkeit – von Kindern, Schwangeren, kranken oder alten Menschen – läßt das Aufstellen »unbedenklicher« Grenzwerte zur bloßen Augenwischerei werden.

Krank durch die Umwelt – wer hilft?

Umweltkrankheiten sind es deshalb mehr und mehr, mit denen wir Ärzte es in der Sprechstunde zu tun bekommen und gegen die wir schlecht gewappnet sind. Es fehlt an der nötigen Information, auch an Zeit und Engagement, um sich mit dieser vielschichtigen und undurchsichtigen Materie eingehend zu befassen. So sind denn auch hier die Patienten meist auf sich gestellt und bekommen allenfalls Psychopharmaka, Schlaf- oder Schmerzmittel verschrieben, die ihren vergifteten Organismus weiter belasten.

Keine Hilfe für die Betroffenen

Im Stich gelassen wurden und werden sie auch weitgehend von offiziellen Stellen, bedenkt man beispielsweise, daß seit Ende der sechziger Jahre die gesundheitsschädliche Wirkung von *Formaldehyd, Pentachlorphenol* und *Lindan* in Holzschutzmitteln bekannt war, ohne daß vom Bundesgesundheitsamt anderes verlautete als die stereotyp wiederholte Unbedenklichkeitserklärung für diese Gifte. Erst 1989 wurde Pentachlorphenol verboten, viel zu spät der zulässige Formaldehydgehalt in Spanplatten wenigstens herabgesetzt.

In welchem Maße die Gesundheit ganzer Familien durch diese Gifte ruiniert wurde, in welche finanziellen Nöte sie außerdem dadurch gerieten, daß ihre durch Holzschutzmittel verseuchten Häuser nicht mehr bewohnbar waren, aber dennoch jahrzehntelang Schulden abbezahlt werden müssen, wird einem bei den Treffen der Selbsthilfegruppen in bestürzender Weise vor Augen geführt.

Der Weg einst gesunder, lebensfroher Menschen und Kinder (!) in die Invalidität, ihre qualvollen Leiden, deren Ursache noch dazu oft jahrelang nicht aufgeklärt wurden, haben mich ebenso

73

Gesundheit – unser höchstes Gut?

erschüttert wie die Erkenntnis, wie wenig die Gesundheit des einzelnen zählt, wenn auf der anderen Seite wirtschaftliche Interessen auf dem Spiel stehen.

Meine Bewunderung gilt den Betroffenen, die sich zusammengeschlossen haben, um für Gesetzesänderungen zu kämpfen, Prozesse gegen Hersteller anzustrengen und vor allem anderen Menschen mit gleichen Problemen Rat und Hilfe zuteil werden zu lassen.

Da ich im Rahmen dieses Buches die Problematik der Chemikalienbelastung nur in groben Zügen skizzieren kann, rate ich Ihnen, für Sie wichtige Details bei den Selbsthilfegruppen abzurufen, deren Mitglieder sich über die Jahre zu Experten entwickelt haben. Ihre Adressen sowie diejenigen von Verbraucherzentralen, die Ihnen ebenfalls wertvolle Informationen liefern können, finden Sie auf Seite 137.

Information durch Selbsthilfegruppen

Hauptgefahrenquellen für die Gesundheit

Unzählige Menschen wurden krank, nachdem sie in neue Häuser – vor allem Fertigbauten – eingezogen waren, ihre Wohnungen renoviert oder sich neue Möbel angeschafft hatten. Der Grund sind Schadstoffe, die aus den dabei verwendeten Materialien ausgasen.

Formaldehyd im Wohnbereich –

● Formaldehyd ist enthalten in Spanplatten, Furnieren, Sperrholz, Parkettriegeln, Ortschäumen, Spachtelmassen, Klebern, Lacken, Teppichen, Textilien und Isoliermaterialien wie Glaswolle.

Für Spanplatten wurde der erlaubte Gehalt an Formaldehyd auf die sogenannte Emissionsklasse 1 (E1) reduziert, höchstens 0,1 ppm Luftbelastung. Auf Grund möglicher Fehlmessungen in den Betrieben kann man sich nicht darauf verlassen, daß nicht doch mehr enthalten ist. Spanplatten mit höherem Gehalt müssen beschichtet werden, was das Ausgasen nur zeitlich verzögert, jedoch nicht aufhebt.

Formaldehydfreie Spanplatten enthalten stattdessen die nicht minder giftigen *Isocyanate,* die nicht nur krebserregend sind, zu Schäden des Zentralnervensystems führen, sondern auch Allergien fördern.

Aber auch außerhalb des Wohngiftbereichs begegnen wir Formaldehyd auf Schritt und Tritt in Kosmetikartikeln, Klebstoffen, Filzstiften, Geschirrspülmitteln, Haushaltsreinigern, Waschmitteln, Weichspülern, Papier, Textilien, Verpackungen, Leder,

– und in Gebrauchsgegenständen

74

Kunststoffen, Mundwässern, Zigarettenrauch (!), Arznei- und Desinfektionsmitteln.

Holzschutz-mittel

● Holzschutzmittel: Bis 1989 enthielten sie das giftige Pentachlorphenol (PCP) und Lindan. Beide wurden inzwischen durch allerdings leider ebenfalls giftige Chemikalien ersetzt.

Dennoch haben wir es immer noch mit den Altlasten aus der Zeit zu tun, in der die genannten Mittel unbedenklich eingesetzt wurden.

Formaldehyd sowie PCP gasen zehn bis zwanzig Jahre lang aus, dessen hochtoxische Verunreinigungen wie Furane und Dioxine noch wesentlich länger. Bereits geschädigte Menschen reagieren schon auf kleinste Mengen, so daß keineswegs Entwarnung gegeben werden kann.

Gefahr durch Ausgasen

● Lösungsmittel: Aus Farben, Lacken, Abbeizern und Klebern werden große Mengen leichtflüchtiger Chemikalien frei, die durch Einatmen zu Vergiftungen führen können. Über die Lungenbläschen gelangen sie ins Gehirn und verursachen dort Ausfalls- und Lähmungserscheinungen. In besonderem Maß ist davon gefährdet, wer tagtäglich mit solchen Stoffen umgeht, wie Maler, Lackierer, Fliesenleger, Schreiner.

Gefahr durch Einatmen

● Pestizide: Nicht nur daß wir tagtäglich Pestizidrückstände mit der Nahrung aufnehmen, Menschen, die in landwirtschaftlichen Gegenden leben, in denen Obst, Gemüse, Hopfen oder Wein gespritzt werden, erleiden nicht selten chronische Vergiftungen. Auch das Grundwasser und damit unser Leitungswasser sind immer mehr durch Pestizide belastet.

Gefahr durch Essen und Trinken

Gesundheitliche Schäden durch Chemikalien

Formaldehyd, Pentachlorphenol, Dioxine, Lösungsmittel und Pestizide können in unserem Organismus ein unerhört breites Spektrum an verschiedenen geistig-seelischen und körperlichen Symptomen hervorrufen. Sie decken sich derart weitgehend, daß sie in einer Aufstellung zusammengefaßt werden können:

● Psychische Störungen sind so häufig, daß die Betroffenen nicht selten in der Psychiatrie landen: *Konzentrationsschwäche, Denkhemmung, Reizbarkeit, Unruhe, Intelligenzminderung, Gedächtnisstörungen, Apathie, übermäßiges Schlafbedürfnis, Angst-* und *Panikzustände* bis hin zu *Psychosen* treten auf.

Veränderung der Persön-lichkeit

Manche Patienten fühlen sich in ihrer Persönlichkeit so verändert, daß sie sich selbst nicht mehr wiedererkennen.

● Körperliche Folgen können bestehen in: Infektanfälligkeit, Ek-

75

zemen, manchmal bläulich-rötlichen Verfärbungen der Hände und Füße, Chlorakne, Furunkulose, chronischer Nebenhöhlenentzündung, Herzangst, Herzrasen, Schmerzen hinter dem Brustbein, Bauchschmerzen, Übelkeit, Magen-Darm-Beschwerden, erhöhter Temperatur, nächtlichem Schwitzen, Kopfschmerzen, Sehstörungen, Gleichgewichts- und Koordinationsstörungen, Haarausfall, Schleimhautreizung des Rachens und der Nase, chronischem Schnupfen, Asthma.

Auch wenn gewiß nicht jeder Betroffene jedes Symptom entwickelt, sollten Sie doch das Zusammentreffen mehrerer der aufgezählten Beschwerden zum Anlaß nehmen, einer Chemikalienvergiftung nachzugehen! Vor allem dann, wenn auch andere Familienmitglieder erkrankt sind, und sich selbst Kinder nicht wohl fühlen, matt, blaß und ständig erkältet sind.

Wenn die ganze Familie krank ist

Häufig sind gerade die Familienmitglieder betroffen, die sich am meisten zu Hause aufhalten. Verdächtig ist auch, wenn sich die Beschwerden nach einiger außerhalb der eigenen vier Wände verbrachten Zeit bessern und sich nach der Rückkehr wieder verschlechtern.

Ich will Ihnen nicht verschweigen, daß das Aufspüren der Vergiftungsquelle oft schwierig ist und die Sanierung kostspielig. **Hilfen** Untersuchungen von Materialien wie einer Holz- oder Teppichprobe sowie Staub auf Formaldehyd, die Bestimmung von Lindan aus dem Blut, PCP und Formaldehyd aus dem Urin der Betroffenen mögen weiterhelfen (Adresse → Seite 137).

Dabei sollte aber bedacht werden, daß der Nachweis in späteren Stadien der Vergiftung unzuverlässig sein kann, da sich das Gift in dieser Zeit schon im Fettgewebe festgesetzt hat.

So können Sie gesund werden

Es braucht viele Monate, in schweren Fällen Jahre, bis der angeschlagene Gesundheitszustand, insbesondere die Schäden im Immunsystem, sich soweit gebessert haben, daß der Patient sich wieder einigermaßen erträglich fühlt. Grundvoraussetzung für die Erholung von Körper und Seele ist eine absolut schadstoffreie Umgebung, die Zufuhr von Vitaminen, Mineralien und Spurenelementen, die biologische Stärkung des Abwehrsystems und eine vitalstoffreiche, gesunde Ernährung.

• Bücher, die zusätzlich informieren:
Formaldehyd, Rainer Grießhammer, Rowohlt Verlag, rororo aktuell;
Das Holzschutzmittel-Syndrom, Lohmann/Buske, Plessenstraße 13, 2380 Schleswig.

76

Elektrosmog – die unbekannte Gefahr

Unsere Nase zeigt uns unmißverständlich an, daß die verpestete Luft unserer Großstädte uns nicht guttun kann. Kein Sinnesorgan warnt uns dagegen vor einer anderen schleichenden Gefahr für unsere Gesundheit: dem Elektrosmog.

Schleichende Gefahr

Nach dem Zweiten Weltkrieg begann eine immer stärkere Belastung unserer Umwelt durch Strahlungen aller Art: Durch immer mehr Hochspannungsleitungen, die unser Land überziehen, durch die Elektrifizierung unserer Bahn, durch Generatoren, Trafos, Umspannstationen, vor allem aber auch infolge der »Aufrüstung« im Mikrowellenbereich, durch Rundfunk- und Fernsehsender, Funksprech- und Datensichtgeräte, Polizei-, Taxi- und Satellitenfunk, Radaranlagen. Nicht zuletzt fällt die Technisierung unserer Haushalte und Büros ins Gewicht durch Fernseher, Kassettendecks, Mikrowellenherde, Wasch- und Spülmaschinen, Trockentrommeln, Computer, elektrische Schreibmaschinen, Kopiergeräte, Faxanlagen.

Unsere elektrifizierte Umwelt

Auch angesichts dieser Umweltbelastung wird von Politikern und der Lobby der Elektrizitätserzeuger eine unverantwortliche Verharmlosungsstrategie betrieben, die mehr und mehr Menschen mit gesundheitlicher Beeinträchtigung bezahlen. Grundlage für die »beruhigenden« Versicherungen sind Experimente, die eine elementare Tatsache außer acht lassen: Unser Körper verträgt eine kurzfristige Belastung auch mit höherer Strahlungsintensität leichter als eine Dauerberieselung mit kleinen und kleinsten Dosen, denen wir in unseren Wohnungen und Büros heute tagaus, tagein ausgesetzt sind.

Gefahr durch Dauerbelastung

Diese Belastungen versetzen unser Nervensystem in *permanente Streßsituation,* die nach einem Stadium von ständiger *Überreizung* schließlich in einen zunehmenden *Erschöpfungszustand* mündet.

Das wird verständlich, wenn wir uns klarmachen, daß es sich bei unserem Körper gewissermaßen um einen durch elektromagnetische Vorgänge betriebenen Computer handelt. Ultraschwache elektrische Ströme steuern die Tätigkeit nicht nur der 25 Milliarden Nervenzellen, auch die anderen Körperzellen verständigen sich untereinander über feinste Strahlungen. Diese unsere körpereigene »Elektroinstallation« nun wird entscheidend durch elektromagnetische Störeinflüsse aus dem Gleichgewicht gebracht.

Der Bienen-Test Eindrucksvoll belegen dies Versuche mit Bienenvölkern. Wurden sie dem Einfluß eines 50-Hertz-Hochspannungsfeldes von maximal 6 Kilovolt pro Meter ausgesetzt, so verhielten sich die Bienen vor dem Flugloch zunächst auffallend unruhig, dann so aggressiv, daß sie sich teilweise gegenseitig totstachen; sie lagerten keinen Honig mehr ein und kitteten in dem Bestreben, sich von dem schädlichen Einfluß abzuschotten, das Flugloch so vollständig zu, daß sie sich von der Verbindung nach außen abschnitten und eingingen.

Es wäre wohl naiv anzunehmen, daß wir Menschen weniger empfindlich auf Fremdfrequenzen reagieren. Die immer häufiger feststellbare allgemeine Aggressivität und vielfältige gesundheitliche Beschwerden mögen dafür ebenso ein Indiz sein wie die Tatsache, daß das Längenwachstum in den vergangenen Jahrzehnten erheblich zugenommen hat.

So gut wie sicher ist auch, daß das Waldsterben vor allem mit dem Strahlenhintergrund von Mikrowellen zusammenhängt: Nadeln von Tannen und Fichten wirken wie Antennen, über die Mikrowellen »empfangen«, über Zweige und Stamm bis in das Feinwurzelwerk geleitet werden und dort Wachstumsstörungen verursachen. **Mikrowellen und das Waldsterben**

Offizielle Grenzwerte: illusorisch Die Grenzwerte, die für die zulässige Belastung des Menschen offiziell aufgestellt wurden, sind aufgrund der gänzlich undurchsichtigen Summation von Strahlungsreizen, denen der einzelne ausgesetzt ist, vollkommen illusorisch – genau wie bei der Belastung mit chemischen Schadstoffen.

Überdies liegen diese Grenzwerte für den Mikrowellenbereich in der ehemaligen UdSSR, in der dieser Bereich intensiv experimentell erforscht wurde, 1000mal niedriger als bei uns!

Gesundheitsschäden durch Wellen und Strahlung
Begreiflicherweise stellen sich vor allem Störungen an Gehirn, Nervensystem und Hormondrüsen ein. **Gehirn, Nerven, Hormone**

● Psychische Störungen: Es tritt ein allgemeines Gefühl von *Unbehagen, Angespanntsein,* innerem *»Vibrieren«* auf; *Schlafstörungen,* allgemeine *Kraftlosigkeit* und *Schwäche, Unruhe, Reizbarkeit, Nervenzusammenbrüche, Weinkrämpfe, Depressionen* bis zur *Selbstmordgefährdung, Streßintoleranz, Hyperaktivität.*

● Körperliche Folgen: Es kann zu so unterschiedlichen Beschwerden kommen wie Brechreiz, Kopfschmerzen, Druck im

Kopf, Schwindel, Schmerzen an verschiedenen Körperstellen, Herzrhythmusstörungen, Zucken in den Gliedern, Zittern der Hände, zu niedrigem oder zu hohem Blutdruck, Migräne, Erhöhung des Blutcholesterins, der Blutgerinnungswerte, erhöhte Allergiebereitschaft.

Wie erkennen Sie Belastungen durch Elektrostreß?

Besserung außerhalb des Hauses

Verdächtig ist, wenn es Ihnen außerhalb Ihres Hauses besser geht als innerhalb. Denn mit der Entfernung von der Strahlenquelle lassen die Beschwerden meist rasch nach. Auch eine Besserung im Urlaub und Wiederauftreten der Beschwerden nach der Rückkehr sollten Anlaß sein für eine Abklärung. Betroffene reagieren oft sensibel auf elektrische Geräte (Bügeleisen, Bohrmaschine, Rührgeräte und ähnliche).

Überlegen Sie,

• ob in der Nähe Ihres Bettes Radiowecker, Fernseher, Kassettendecks oder ähnliche Geräte stehen; ob an Ihrem Schlafplatz Leitungen in der Wand verlaufen, die ein elektromagnetisches Feld abstrahlen, auch wenn kein Gerät eingeschaltet ist;

Vorsicht bei Hochspannung

• ob Sie in der Nähe einer Hochspannungsleitung leben; eine überdurchschnittliche Belastung mit den genannten Beschwerden besteht vor allem, so das Ergebnis einer Befragung, wenn Ihr Haus innerhalb folgender Sicherheitsabstände steht: bei Betriebsspannung von 380 Kilovolt 180 bis 250 m, 220 Kilovolt 140 bis 180 m, 100 Kilovolt 80 bis 120 m, 50 Kilovolt 50 bis 70 m. Für nervlich belastete oder besonders empfindliche Menschen gelten die doppelten Mindestabstände. Die ideale Lösung wäre eine Verlegung der Hochspannungsleitungen unter die Erde, doch dafür fehlen die nötigen 200 Milliarden DM.

Wie schwerwiegend die Belastungen durch Hochspannungsleitungen sein können, formulierte eine betroffene Patientin mit folgenden Worten: »Unser Leben ist durch die Hochspannungsleitung zur brutalsten Folter geworden. Man krepiert nicht auf einmal, aber so nach und nach«;

Worauf Sie achten sollten

• ob in der Nähe Ihres Hauses eine Trafostation steht. Diese Stationen verursachen häufig starke Störfelder. Empfohlener Abstand 50 bis 100 m südlich der Station, 30 bis 50 m in der übrigen Umgebung;

• ob die Bahn bei Ihnen vorbeifährt. Durch sie entstehen zusätzlich zu den elektromagnetischen Störfeldern im Umkreis von vielen Kilometern vagabundierende Ströme im Erdreich;

• ob Sie stundenlang an Bildschirmgeräten oder elektrischen Schreibmaschinen arbeiten oder vor dem Fernseher sitzen.

Was hilft gegen Elektrostreß?

Das oberste Gebot: Die Ursachen erkennen und abstellen!

● Durch ein *Elektrostreß-Meßgerät,* das Sie über die *Gesellschaft für Elektrosmogforschung* (Adresse → Seite 137) erwerben können, sind Sie in der Lage, Ihre Wohnung selbst zu untersuchen.

Keine elektrischen Geräte im Schlafbereich

● Entfernen Sie alle elektrischen Geräte aus Ihrem Schlafbereich. Mindestabstand für Farbfernseher 4 m, für nicht abgeschirmte Leitungen 1 m, für nicht abgeschirmte Elektrogeräte 2 m, für Leuchtstoffröhren (am besten überhaupt auf sie verzichten!) 2 m. Ziehen Sie den Stecker aus Ihrem Fernseher, er strahlt auch nach dem Ausschalten noch ab.

● Vermeiden Sie Quarzuhren.

● Verwenden Sie bei Neubauten oder Renovierungen abgeschirmte Leitungen. Lassen Sie sich vom Elektriker einen *Netzfreischalter* einbauen, der Ihren Schlafbereich nachts von der elektrischen Belastung befreit (Licht können Sie trotzdem anschalten). Denselben Effekt können Sie auch erreichen, wenn Sie die Sicherung ausschalten (Taschenlampe ans Bett legen).

● Wenn Sie an elektrischen Geräten arbeiten oder allgemein elektrosensibel sind, versuchen Sie, sich mit einem Kleidungsstück aus *NAPTEX-Gewebe* abzuschirmen (70 % Baumwolle, 26 % Polyester, 4 % Nirosta-Stahlfaster). Sie können den Stoff selbst oder fertige Polohemden, Arbeitskittel oder Overalls bestellen (Adresse → Seite 137). Gegen niederfrequente Strahlungen von Bildschirmgeräten können Sie sich durch *Bildschirmfilter* schützen (Bezugsadresse → Seite 137).

Im Notfall umziehen!

● Ziehen Sie um, wenn Ihr Haus durch Bahnstrom oder Hochspannungsleitungen belastet ist. Geht dies nicht, lassen Sie sich von einem Fachmann über eine Abschirmung Ihres Hauses, eventuell durch Stahlbeton oder ein Blechdach, beraten. Sind nur Teile des Hauses den elektromagnetischen Feldern einer Hochspannungsleitung ausgesetzt, bringen solche Maßnahmen zuweilen Erleichterung; Innenwände können mit einer Spezialbeschichtung isoliert werden (Adresse → Seite 137).

Mundstrom messen lassen

● Zum Schluß noch ein ganz wichtiger Ratschlag: Lassen Sie Ihren Mundstrom messen! Wie im Kapitel über Amalgam beschrieben (→ Seite 64) können zwischen verschiedenen Metallen aus Zahnsanierungsmaterial (Plomben, Kronen, Brücken, Spangen) feine galvanische Ströme auftreten. Die Erfahrung hat gezeigt, daß dieser Tatbestand bei vielen Menschen ganz entscheidend zur Entwicklung einer allgemeinen Elektrosensibilität beiträgt. Da Amalgamplomben überdies die Gefahr einer Quecksilbervergiftung (→ Seite 66) beinhalten, sollten Sie die Plomben, falls Sie entsprechende Symptome haben, entfernen lassen!

Informieren Sie sich! Informationen über technische Fragen erhalten Sie in *baubiologischen Instituten* (Adressen → Seite 137). Ratschläge von Betroffenen bekommen Mitglieder über die *Selbsthilfegruppe für Elektro- und Strahlensensible* (Adresse → Seite 137).

• Bücher, die zusätzlich informieren:
Elektrostreß, Wulf-Dietrich Rose, Kösel Verlag.

Naturheilkunde bei seelischen Störungen

In den letzten Kapiteln ging es mir darum, Ihnen Belastungen aufzuzeigen, die körperliche Störungen verursachen, aber auch Ihr seelisches Gleichgewicht aus der Balance bringen können. Solche Belastungen müssen zunächst einmal beseitigt werden, bevor andere Maßnahmen greifen können.

Darüber hinaus sollten Sie jedoch den alten Lateinerspruch »Mens sana in corpore sano« beherzigen, der besagt, daß eine gesunde Seele nur in einem gesunden Körper wohnen kann. Darum ist es der richtige Ansatz, wenn Sie gleich damit beginnen, Ihren Körper, dieses kostbare Gefäß, das Ihre Seele für die Zeit Ihres Lebens beherbergt, in einen besseren Zustand zu bringen. Sie werden sehen, wie schnell sich Ihre Bemühungen auch positiv auf Ihr seelisches Befinden auswirken.

Allzu gedankenlos und leichtfertig pflegen wir mit unserer Gesundheit umzugehen und können uns dies in Anbetracht der heutigen Umweltbelastung doch noch viel weniger leisten als frühere Generationen! »Krankheiten sind nichts anderes als Fehler in der Lebensführung!« hat *Are Waerlandt,* der schwedische Vorkämpfer für eine gesunde Lebensweise, einmal gesagt. Das gilt auch sehr oft für seelische Störungen.

Unterstützen Sie Ihren Körper!

Überprüfen Sie, in welchen Bereichen Sie Ihrem Körper eine noch bessere Hilfestellung geben können:

Gute Ernährung **Ernährung:** Möglichst vitalstoffreiche Kost mit Gemüse, Obst, Rohkostsalaten, Müsli (Vorsicht bei Nahrungsmittel-Allergikern! → Seite 36), weniger Fleisch und Wurst, nichts oder nur wenig Süßes, Alkohol nur als Ausnahme.

Bewegung: Körperliche Betätigung in frischer Luft, sei es durch eine Sportart oder nur durch ausgedehnte Spaziergänge oder Wanderungen.

Ausreichend Bewegung

Ruhe und Erholung: Bauen Sie Streß ab, gönnen Sie Ihrem Körper die nötigen Pausen, indem Sie in Ihren Tageslauf Zeiten einplanen, die nur Ihnen und Ihrer Entspannung dienen. Schlafen Sie ausreichend und gehen Sie zeitig vor Mitternacht ins Bett.

Genügend Schlaf

Zusätzlich gebe ich Ihnen drei Tips, die Sie zeitlich nicht übermäßig belasten, jedoch – vorausgesetzt, Sie wenden sie täglich an – wahre Wunder wirken können:

82

Harmonie durch Kneippen

● Regelmäßige Kneipp-Anwendungen, die Sie zu Hause machen können, regen nicht nur Ihren Kreislauf und Ihre Abwehrkräfte an, sie harmonisieren auch in besonderer Weise Ihr vegetatives Nervensystem und tragen zu seelischer Ausgeglichenheit bei. Das Prinzip besteht in kurzen Kaltwasserreizen durch Güsse, Wassertreten in der Badewanne, Waschungen, Sitzbäder, Wickel.

Vitalisierung

● Die »Fünf Tibeter«: Fünf einfache körperliche Übungen aus der Überlieferung tibetanischer Mönche sind, wie ich mich am eigenen Leibe immer wieder voller Staunen überzeugen kann, eine wahre Wunderwaffe gegen Erschöpfung, Energielosigkeit und Nachlassen der geistig-seelischen Spannkraft. Ihre erstaunliche Wirkung beruht wahrscheinlich darauf, daß unsere Energiezentren, die *Chakren,* gestärkt und gleichzeitig die mit ihnen verbundenen Hormondrüsen angeregt werden.

Mein dringender Rat: Besorgen Sie sich aus der Buchhandlung das unten angegebene Buch »Die fünf Tibeter« und nehmen Sie sich jeden Morgen die zehn Minuten Zeit, um die leichten Übungen durchzuführen.

Entgiftung

● Die Ölkur: In Rußland seit langem verbreitet, macht die Ölkur aufgrund ihrer erstaunlichen Entgiftungswirkung auch bei uns mehr und mehr von sich reden.

So wird's gemacht: Sie nehmen einen Eßlöffel voll gutes, kaltgepreßtes Sonnenblumenöl aus dem Reformhaus morgens nüchtern vor dem Zähneputzen in den Mund und bewegen es 15 Minuten lang darin hin und her. Das Öl zieht über die Mundschleimhaut Giftstoffe aus dem Körper, was sich beim Ausspucken an einer weißlichen Verfärbung zeigt. Hinterher gründlich den Mund mit Wasser ausspülen und die Zähne putzen.

Ich halte diese einfache Maßnahme für eine vorzügliche Möglichkeit, um unserer gesundheitlichen Belastung mit Umweltgiften entgegenzuwirken. Es wird außerdem von verblüffenden Besserungen auch chronischer Krankheiten berichtet, wovon ich mich ganz besonders bei jahrelang bestehenden Nebenhöhlenentzündungen meiner Patienten überzeugen konnte.

Sonntags oder an einem anderen Tag der Woche können Sie mit diesen Anwendungen aussetzen.

Im übrigen gilt Erich Kästners Spruch: »Es gibt nichts Gutes, außer man tut es!«

• Bücher, die zusätzlich informieren:
Die Fünf Tibeter, Peter Kelder, Integral Verlag.

Bachblüten für die Seele

Dieses sanfte und doch so überraschend wirksame Therapiekonzept für die verschiedensten Zustände seelischer Disharmonie wurde von dem Londoner Arzt *Dr. Edward Bach* entwickelt.

Eine wirksame Methode

Mit seiner außergewöhnlichen Sensibilität erspürte er die Heilkraft der Blüten verschiedener wildwachsender Pflanzen. Er sammelte sie, legte sie in eine Schüssel mit Quellwasser und ließ sie vom Sonnenlicht bescheinen. Auf diese Weise ging die Essenz der Blüten auf die Trägersubstanz über.

Nach Bachs Tod 1936, vor allem aber in den letzten Jahren, trat seine Blütentherapie den Siegeszug um die Welt an. Mittlerweile ist auch das Verständnis dafür gewachsen, daß vor allem feinste Energien in der Lage sind, ihre Heilkräfte in Körper und Seele des Menschen zu entfalten. Zunehmend wird auch von der modernen Forschung bestätigt, daß alles Existierende in bestimmten Frequenzen schwingt, angefangen von der unbelebten Materie über unsere Organe bis hin zu den Schichten unserer Seele.

Feinste Energien heilen

Stimmt nun die Schwingungsfrequenz einer Bach-Blüte mit der eines bestimmten Seelenkonzepts überein, so werden, wie Bach es ausdrückt, disharmonische Energien oder Blockaden »hinwegschmelzen wie Schnee in der Sonne«.

Vielen von Ihnen, die mit der Bachblüten-Therapie noch nicht vertraut sind, wird es anfänglich so gehen wie mir: Wie soll es möglich sein, so fragt man sich, daß ein paar aus Blüten gewonnene Tropfen, noch dazu in unvorstellbarer Verdünnung, auf so etwas Kompliziertes wirken sollen wie unser Seelenleben?

Einfach anzuwenden

Erst wer erlebt hat, wie Menschen oft nach unglaublich kurzer Zeit wieder zu seelischer Harmonie finden, wie sich vor allem auch Kinder grundlegend verändern können und beispielsweise ihre Schüchternheit, Ängstlichkeit oder Hemmungen verlieren, ist von Dankbarkeit erfüllt für das Geschenk, das Edward Bach uns hinterlassen hat.

»Laßt euch nicht durch die Einfachheit der Methode von ihrem Gebrauch abhalten«, so mahnt er, »denn je weiter euere Forschungen voranschreiten, desto mehr wird sich euch die Einfachheit aller Schöpfung erschließen!«

In seinem Buch »Heile Dich selbst« rät er, nach einer Erforschung des eigenen Seelenzustandes für sich selbst die passenden Blüten herauszusuchen.

Selbsthilfe

Nicht nur für naturheilkundlich orientierte Therapeuten sind die Bachblüten in der täglichen Praxis unersetzlich, auch viele Laien haben sich eine Ausstattung der 39 Blüten-Zubereitungen angeschafft und versorgen sich selbst, ihre Angehörigen und Freunde bei psychischen »Schräglagen« mit diesen Seelentröstern.

Zu beziehen sind sie in Apotheken mit homöopathischer Abteilung oder über das *Dr. Edward Bach Center* (Adresse → Seite 137). Dessen Organisatorin, Mechthild Scheffer, hat die Bachblüten in Deutschland bekannt gemacht und hält Kurse über die Anwendung der Bachblüten auch für Laien ab.

Harmonisierung der Seele durch Bachblüten

Ein kurzer Überblick

Hier ein kurzgefaßter Überblick, welche der 39 Bachblüten zu welchen negativen Seelenzuständen passen und diese im Sinne einer psychischen Umstimmung günstig beeinflussen:

Agrimony (Odermennig): Sie versuchen, quälende Gedanken und innere Unruhe hinter einer Fassade von Fröhlichkeit und Sorglosigkeit zu verbergen.

Aspen (Zitterpappel): Sie haben unerklärliche, vage Ängste, Vorahnungen; geheime Furcht vor irgendeinem drohenden Unheil.

Beech (Rotbuche): Sie verurteilen andere ohne jedes Mitgefühl, sind überkritisch und wenig tolerant.

Centaury (Tausendgüldenkraut): Sie können nicht »Nein« sagen; Schwäche des eigenen Willens; Überreaktion auf die Wünsche anderer.

Cerato (Bleiwurz): Sie haben zu wenig Vertrauen in die eigene Meinung.

Cherry Plum (Kirschpflaume): Es fällt Ihnen schwer, innerlich loszulassen; Sie haben Angst vor seelischen Kurzschlußhandlungen; Sie leiden unter unbeherrschten Temperamentsausbrüchen.

Wählen Sie Ihr Mittel

Chestnut Bud (Knospe der Roßkastanie): Sie machen immer wieder die gleichen Fehler, weil Sie Ihre Erfahrungen nicht richtig verarbeitet haben.

Chicory (Wegwarte): Sie erwarten von Ihrer Umgebung volle Zuwendung und brechen in Selbstmitleid aus, wenn Sie Ihren Willen nicht bekommen; besitzergreifende Persönlichkeitshaltung.

Clematis (Weiße Waldrebe): Sie sind mit den Gedanken ganz woanders; Sie zeigen wenig Aufmerksamkeit für das, was rundherum vorgeht.

85

Crab Apple (Holzapfel): Sie fühlen sich innerlich oder äußerlich beschmutzt, unrein oder infiziert; Kleinigkeitenkrämer.

Elm (Ulme): Sie haben momentan das Gefühl, Ihrer Aufgabe oder Verantwortung nicht gewachsen zu sein.

Mit etwas Selbstkritik – *Gentian* (Herbstenzian): Sie sind skeptisch, zweifelnd, pessimistisch, leicht entmutigt.

Gorse (Stechginster): Sie sind ohne Hoffnung, haben resigniert (»Es hat doch alles keinen Zweck mehr!«).

Heather (Schottisches Heidekraut): Sie sind selbstbezogen, völlig mit sich beschäftigt, brauchen viel Publikum; »das bedürftige Kleinkind«.

Holly (Stechpalme): Sie sind gefühlsmäßig irritiert: Eifersucht, Mißtrauen, Haß- und Neidgefühle.

Honeysuckle (Jelängerjelieber): Sie haben Sehnsucht nach Vergangenem; Sie empfinden Bedauern über Vergangenes; Sie leben nicht in der Gegenwart.

Hornbeam (Weißbuche): Sie glauben, Sie wären zu schwach, die täglichen Pflichten zu bewältigen, schaffen es dann aber doch irgendwie.

Impatiens (Drüsentragendes Springkraut): Sie sind ungeduldig, leicht gereizt, zeigen überschießende Reaktionen.

Larch (Lärche): Sie haben Minderwertigkeitskomplexe; Erwartung von Fehlschlägen durch Mangel an Selbstvertrauen.

Mimulus (Gefleckte Gauklerblume): Sie sind schüchtern, furchtsam, haben viele kleine Ängstlichkeiten. **– zum passenden Mittel**

Mustard (Wilder Senf): Perioden tiefer Traurigkeit kommen und gehen plötzlich ohne erkennbare Ursache.

Oak (Eiche): Sie fühlen sich als niedergeschlagener und erschöpfter Kämpfer, der trotzdem tapfer weitermacht und nie aufgibt.

Olive (Olive): Sie fühlen sich ausgelaugt und erschöpft: »Alles ist zuviel«.

Pine (Schottische Kiefer): Sie machen sich Vorwürfe, haben Schuldgefühle.

Red Chestnut (Rote Kastanie): Sie machen sich mehr Sorgen um das Wohl anderer Menschen als um das eigene.

Rock Rose (Gelbes Sonnenröschen): Sie sind in innerer Panik; Terrorgefühle.

Rock Water (Wasser aus heilkräftigen Quellen): Sie sind zu hart zu sich selbst; haben strenge oder starre Ansichten; unterdrücken vitale Bedürfnisse.

86

Wählen Sie Ihr Mittel

Sceleranthus (Einjähriger Knäuel): Sie sind unschlüssig, sprunghaft, innerlich unausgeglichen; Meinung und Stimmung wechseln von einem Moment zum anderen.

Star of Bethlehem (Doldiger Milchstern): Sie haben eine seelische oder körperliche Erschütterung noch nicht bewältigt.

Sweet Chestnut (Edelkastanie): Sie glauben, die Grenze dessen, was ein Mensch ertragen kann, sei nun erreicht; Sie haben das Gefühl der Ausweglosigkeit.

Vervain (Eisenkraut): Im Übereifer, sich für eine gute Sache einzusetzen, treiben Sie Raubbau mit Ihren Kräften; Sie sind reizbar bis fanatisch.

Vine (Weinrebe): Sie sind eine starke Persönlichkeit, dominierend, ehrgeizig; Sie wollen unbedingt Ihren Willen durchsetzen.

Walnut (Walnuß): Sie lassen sich verunsichern; Beeinflußbarkeit und Wankelmut während entscheidender Neubeginn-Phasen im Leben.

Water Violet (Sumpfwasserfeder): Sie ziehen sich innerlich zurück; isoliertes Überlegenheitsgefühl.

White Chestnut (Weiße Kastanie): Bestimmte Gedanken kreisen unaufhörlich in Ihrem Kopf, Sie werden sie nicht wieder los; innerliche Selbstgespräche und Dialoge.

Wild Oat (Waldrespe): Sie sind unklar in Ihren Zielvorstellungen, innerlich unzufrieden, weil Sie Ihre Lebensaufgabe nicht finden.

Wild Rose (Heckenrose): Sie fühlen sich apathisch, teilnahmslos; innere Kapitulation.

Willow (Gelbe Weide): Sie sind verbittert, grollen und fühlen sich »als Opfer des Schicksals«.

Notfall-Tropfen

Rescue (Erste-Hilfe-Tropfen): Sie sind durch Schock oder schockierende Erlebnisse aus dem Gleichgewicht gekommen; Sie sind in innerer Spannung, weil Aufregendes bevorsteht.

• Bücher, die zusätzlich informieren:

Bach Blütentherapie – Theorie und Praxis, Mechthild Scheffer, Hugendubel Verlag;

Durch Bachblüten zu Wohlbefinden und innerer Harmonie, Sigrid Schmidt, Gräfe und Unzer Verlag.

Mit Homöopathie gegen Charakterschwächen

Homöopathische Mittel haben sich nicht nur millionenfach bei körperlichen Krankheiten bewährt, sondern wirken auch harmonisierend bei seelischen Störungen. Sie sind sogar in der Lage, eingefleischte fehlerhafte Verhaltensweisen und charakterliche **Körper und Seele werden harmonisiert** Schwächen positiv zu beeinflussen, handelt es sich dabei doch um eine echte Ganzheitstherapie auf der physischen, psychischen und geistigen Ebene der menschlichen Existenz.

Im letzten Jahrhundert fand der Arzt *Samuel Hahnemann* heraus, daß sich die Heilkraft von pflanzlichen oder tierischen Substanzen und von Mineralien um ein Vielfaches steigern läßt, wenn man sie einem besonderen Herstellungsverfahren unterzieht: Sie werden wiederholt mit einem Alkohol-Wassergemisch verdünnt und zwischen jedem Verdünnungsschritt geschüttelt oder – für Kügelchen oder Tabletten – in Milchzucker verrieben.

Um für den einzelnen das richtige Mittel herauszufinden, ist nicht nur eine eingehende und zeitaufwendige Befragung des Patienten über seine Symptome und persönlichen Eigenheiten notwendig, sondern auch ein hohes Maß an Kenntnissen der homöopathischen Arzneimittellehre. Deshalb gehört auch eine gründliche Ausbildung des Homöopathen zu den Voraussetzungen einer erfolgreichen Therapie.

Paßt jedoch das herausgefundene Mittel zur Persönlichkeit wie der Schlüssel zum Schloß, so kann die Homöopathie buchstäblich wahre Wunder vollbringen. Aus den Hunderten von Möglichkeiten greife ich nur einige wenige Beispiele heraus, um Ihnen einen Begriff von der Differenziertheit dieser genialen **Königlicher Weg der Therapie** Methode zu geben, die zu Recht von ihren Vertretern als der »königliche Weg der Therapie« bezeichnet wird.

Was homöopathische Mittel bewirken können

Ignatia (Ignatiusbohne) hilft bei zarten, feinbesaiteten, aber überempfindsamen und nervösen Frauen, die sich leicht in etwas hineinsteigern, die Nerven verlieren und hysterisch reagieren; auch bei Liebeskummer bewährt es sich!

Natrium muriaticum (Kochsalz) ist ein weiteres Kummermittel; hilft bei Trauerfällen, nach denen der Betroffene wie versteinert ist und nicht weinen kann, außerdem bei bedrückten, niedergeschlagenen, freudlosen Menschen. Typisch ist, daß sie auf Trost oder Anteilnahme abwehrend oder ärgerlich reagieren.

Für nervöse Menschen

Nux vomica (Brechnuß) bewirkt eine Umstimmung bei überempfindlichen, gereizten, nervösen Menschen, die sich nicht beherrschen können, leicht aufbrausen, jähzornig reagieren; bewährt bei überstrapazierten Geschäftsleuten, die abends geistig ermüdet nach Hause kommen, ihre Launen an der Familie auslassen und nachts um drei aus dem Schlaf erwachen.

Aurum metallicum (Gold) paßt für Melancholie und Depression. Solche Patienten verfluchen ihr Leben, sehnen sich nach dem Tode, suchen im Extremfall auch Gelegenheit, Selbstmord zu begehen; überall ist Hoffnungslosigkeit; der Patient sieht nur Hindernisse, glaubt auch stets, etwas vernachlässigt zu haben; er ist in sich versunken, sitzt und grübelt, wodurch er seinen Zustand nur verschlimmert.

Lachesis (Buschmeister) trifft zu auf Menschen mit unaufhörlicher Geschwätzigkeit, bei Argwohn, Neid und Haßgefühlen, hysterischer Aufgeregtheit.

Gegen ängstliche Beklemmung

Arsenicum album (weißer Arsenik) hilft bei ängstlichen Beklemmungen, Furcht, Traurigkeit und Selbstmordgedanken; der Patient wird von ängstlicher Unruhe umgetrieben, kann nicht stillsitzen, sieht leichenblaß aus; Neigung zu Pedanterie.

Pulsatilla (Kuhschelle) paßt bei sanftem, nachgiebigem Wesen, bei etwas phlegmatischen Frauen mit Sehnsucht nach Harmonie und Sympathie, die leicht weinen, Zuspruch zugänglich sind, zu Ergebung in ihr Geschick neigen, viel um andere, aber auch um sich selbst leiden.

Phosphorus (Phosphor) ist angezeigt bei körperlich und seelisch schwachen Menschen, die zu Übererregung, düsteren Ahnungen und krankhaften Einbildungen neigen, oft Angst haben, zum Beispiel vor Dunkelheit und Alleinsein, leicht erschöpft sind.

Gut für unleidige Kinder

Chamomilla (Kamille) wirkt oft wunderbar bei unleidigen, launenhaften Kindern, die viel schreien, weinen, nicht wissen, was sie wollen, extrem schmerzempfindlich sind und immer umhergetragen werden müssen.

• Bücher, die zusätzlich informieren:
Der große GU Ratgeber Homöopathie, Anleitung zur Selbstbehandlung, Werner Stumpf, Gräfe und Unzer Verlag.

Akupunktur kann Depressionen bessern

Schon vor über 2000 Jahren fanden die Chinesen heraus, daß Krankheiten und Schmerzzustände über bestimmte Punkte auf der Körperoberfläche günstig beeinflußt werden können. Üblicherweise werden dünne Nadeln einige Millimeter tief unter die Haut gestochen und bleiben zwanzig Minuten liegen.

Bewährt seit über 2000 Jahren

Auch bei seelischen Störungen hat sich diese erstaunlich wirksame Methode als erfolgreich erwiesen. Es lassen sich damit *nervöse, übererregte* Menschen *beruhigen,* bei *Erschöpfung* die Lebensgeister *anregen, Depressionen bessern.*

Ganz besonders bewährt hat sich die Akupunktur bei *Eßsucht* (→ Seite 32), bei der *Raucherentwöhnung* und unterstützend bei *Alkoholabhängigkeit* (→ Seite 57). Gerade bei den letztgenannten Indikationen sind Punkte an der Ohrmuschel besonders wirkungsvoll.

Ich selbst kombiniere die Akupunktur stets mit anderen Methoden aus der Biologischen Medizin, da sie allein oft nicht ausreicht.

Methoden zur Entspannung

Autogenes Training

Das Autogene Training wurde von dem Berliner Nervenarzt *Dr. I. H. Schultz* aus der Hypnose entwickelt. Mit Hilfe verschiedener Übungen lernen Sie durch Selbstsuggestion Körper und Seele in einen wohltuend entspannten Zustand zu bringen.

Ruhe und Gelassenheit stellen sich ein und wirken *Verkrampfungen, Erschöpfung, Streß* und den damit verbundenen Störungen des vegetativen Nervensystems wie *schlechtem Schlaf, Verdauungsbeschwerden,* zu *hohem* oder zu *niedrigem Blutdruck* entgegen.

Entspannung durch Selbstsuggestion

Überall gibt es heute Möglichkeiten, das Autogene Training in einer Gruppe zu erlernen, sei es in der Praxis von Ärzten, Psychologen, Psychiatern oder in Volkshochschulen, Gesundheitszentren (Adresse der Gesellschaft für Autogenes Training → Seite 137).

Meditation

Meditation ist eine Versenkung in das Innere, eine Veränderung des Bewußtseinszustands, der durch verschiedene Techniken erreicht werden kann.

Am bekanntesten ist die von dem Inder *Maharishi Mahesh Yogi* über die ganze Welt verbreitete *Transzendentale Meditation (TM)*. Die Methode ist weltanschaulich neutral, ohne religiöse Einfärbung, und – auch schon für Kinder – einfach zu erlernen.

Körperlich ruhig, aber hellwach

Morgens und abends setzen Sie sich in entspannter Haltung hin und wiederholen im Geiste zwanzig Minuten lang ein bestimmtes Wort. Dadurch stellt sich ein Zustand tiefer körperlicher Ruhe und gleichzeitig heller Wachheit ein.

Durch diese seit altersher bewährte Methode ist eine Beeinflussung von Körper und Geist möglich, die durch moderne Forschungen bestätigt wird: Herabsetzung des Sauerstoffverbrauchs, Rückgang von Atem- und Pulsfrequenz, vor allem aber das Auftreten von Alphawellen im EEG (Elektroenzephalogramm) als Anzeichen für eine ausgeprägte Tiefenentspannung.

Die Wirkung der TM hält über die Zeit ihrer Ausübung hinaus an und bewirkt eine harmonischere Koordination zwischen den verschiedenen Gehirnzentren sowie eine geordnetere Funktionsweise des Nervensystems. In besonderem Maß scheint das Frontalhirn (Stirnhirn) beeinflußt zu werden. Dies steuert so differenzierte Leistungen wie Ideenreichtum, Konzentrations- und Abstraktionsvermögen, Urteilskraft, Taktgefühl und Gedächtnis.

Der ganzheitliche Gewinn

So ist nicht verwunderlich, daß von Ausübenden der TM immer wieder über eine Verbesserung ihrer geistigen Fähigkeiten, ihrer Intuition, ihrer Wahrnehmungsfähigkeit, ihrer Aufmerksamkeit und ihres Gedächtnisses berichtet wird. Damit verbunden ist ein klareres Denken und wirkungsvolleres Handeln im Alltag sowie eine leichtere Bewältigung von Streßsituationen. Die Entwicklung der Persönlichkeit wird gefördert, Verantwortung für die eigene psychische Verfassung übernommen und Selbstvertrauen aufgebaut.

Bewährt hat sich die TM bei *depressiven Zuständen, Erschöpfung*, vor allem aber bei *Angst, Unruhe* und *Hemmungen*. Bei der *Lösung von Konflikten* ist sie eine hilfreiche Unterstützung. Auch verschiedene *körperliche Beschwerden* werden gebessert oder verschwinden: Migräne, Herzrhythmusstörungen, Asthma, hoher Blutdruck, nervöse Magenbeschwerden, Schlaf-

91

losigkeit. Schädliche Nebenwirkungen gibt es praktisch nicht, hält man die Regeln ein und überzieht vor allem die Ausübungsdauer von zweimal 20 Minuten täglich nicht.

Nicht bei echten Depressionen

Wichtig: Menschen mit echten Depressionen oder anderen Psychosen sollten nicht meditieren!
TM-Center zum Erlernen der richtigen Technik finden Sie in jeder größeren Stadt (Adresse → Seite 137). Selbstverständlich ist auch jede andere Mediationsvariante ebenso empfehlenswert.

Therapie durch Klänge

Musik-Kassetten
Kassetten mit Musik zum Entspannen und Texten, die Ihnen bei Schlafstörungen, Mangel an Selbstvertrauen, schlechtem Konzentrationsvermögen, bei der Raucherentwöhnung, bei Eßsucht und anderem mehr unterstützend helfen können, werden in großer Zahl angeboten.

Die Klangtherapie
Sie ist mit der eben geschilderten Stimmungsaufhellung durch Musik nicht zu verwechseln; sie arbeitet nicht mit Kassetten, sondern mit speziellen CD-Platten. Der spezifische Therapieansatz beruht darauf, daß Töne mit hohen Frequenzen, sogenannte Obertöne, die mit jedem Grundton in Oktaven mitschwingen, eine verblüffende energiespendende Wirkung auf unser Gehirn ausüben.

Energiespendende Wirkung

Durch ein spezielles Filterungsverfahren werden die tieferen Frequenzen unterhalb von 1000 Hz abgesenkt, die hohen Frequenzen angehoben und damit in ihrer Wirksamkeit auf Ohr und Gehirn gesteigert. Durch die Obertöne werden zunächst einmal die feinen Muskeln, die unsere drei Gehörknöchelchen verbinden, massiert und gestärkt. Nach einer Eingewöhnungszeit von etwa drei Wochen »öffnet« sich das Ohr und läßt die Obertöne in verstärktem Maß durch.
Menschen, die die Klangtherapie erprobt haben, berichten begeistert von den Veränderungen, die sie an sich beobachten konnten: *Schlafstörungen* verschwinden, wieder andere brauchen viel *weniger Schlaf,* erwachen nach fünf Stunden quicklebendig, alle haben *mehr Energie,* können sich *besser konzen-*

92

trieren, leichter lernen, fühlen sich *ruhig, heiter* und *ausgeglichen* und *bewältigen Streß besser.* Auf langen Autofahrten stellt sich keine Ermüdung mehr ein.

Wirkung auf Körper und Seele

Da Gehirn und Körper eine Einheit mit mannigfaltigen Wechselwirkungen darstellen, bilden sich auch *körperliche Beschwerden* zurück, vor allem wenn sie psychosomatischer Natur sind und mit einer Überreizung des vegetativen Nervensystems einhergehen, wie Verdauungsstörungen, Kopfschmerzen, Herzbeschwerden.

Auch bei lerngestörten, überaktiven und aggressiven Kindern wurde eine harmonisierende, beruhigende Wirkung und eine deutliche Verbesserung der geistigen Leistungen festgestellt.

Die CD-Platten sind in ein Basisprogramm für die ersten drei Wochen und ein anschließendes Aufbauprogramm gestaffelt. Basis- und Aufbauplatten sollten nach der Eingewöhnungszeit über ein CD-Abspielgerät, am besten über Kopfhörer, abwechselnd gehört werden (Bezugsnachweis und Adressen → Seite 137).

Die Abhördauer sollte mindestens eine Stunde täglich betragen und kann nach der Eingewöhnung bis auf einige Stunden gesteigert werden. Da die Lautstärke sehr leise, kaum hörbar eingestellt wird, ist es möglich, gleichzeitig einer anderen Beschäftigung nachzugehen.

Die Wirkung setzt ein, sobald die Massage der Muskeln zwischen den Ohrknöchelchen soweit gegriffen hat, daß die Obertöne in das Gehirn passieren können. Dieser Effekt tritt nach individuell unterschiedlicher Zeit auf. Manche Menschen verspüren bereits eine Wirkung beim ersten Hören, die meisten aber etwa nach drei Wochen.

Steigerung des Wohlbefindens

Ich rate Ihnen, diese positive Möglichkeit, die natürlich ohne die moderne ausgefeilte Technik der Klangwiedergabe nicht möglich wäre, zur Steigerung Ihres Wohlbefindens zu nutzen.

• Bücher, die zusätzlich informieren:
Klangtherapie, Transformation durch heilende Klänge, Ingo Steinbach, Verlag Bruno Martin.

93

Wege zu seelischer Harmonie

Bisher war davon die Rede, wie körperliche Ursachen Ihr psychisches Gleichgewicht beeinflussen können. Jetzt möchte ich Sie zum Nachdenken darüber anregen, wie wir alle uns das Leben durch falsches Denken und Handeln selbst schwer machen. Dabei sind, wie ich an meinen Patienten, an Freunden, meiner Familie und nicht zuletzt an mir selbst beobachten konnte, immer wieder dieselben Mechanismen am Werke, die uns daran hindern, unsere Ziele zu erreichen, uns frei und glücklich zu fühlen, unser Leben zu genießen und harmonisch mit unseren Mitmenschen auszukommen.

Ich will mich hier auf ein paar Denkanstöße beschränken, die mir am wesentlichsten erscheinen.

Gedanken bestimmen unser Leben

»Der Mensch ist, was er ißt!« lautet ein Sprichwort. Ich möchte es unserem Thema entsprechend abwandeln: »Der Mensch ist, was er denkt!«

Der Geist »entscheidet«

»Der Geist entscheidet. Was Du denkst, das wirst Du!« sagt Buddha. In der Tat sind unsere Gedanken, die wir weder sehen noch greifen können, gewaltige Kräfte, die unsere Persönlichkeit und die Realität unserer Welt formen.

Karl Marx kam auf die Idee, das Privateigentum zu verteufeln und die Rechte des einzelnen der »Diktatur des Proletariats« zu opfern, die halbe Welt wurde kommunistisch und, wie wir heute wissen, dem Elend preisgegeben. Hitlers Rassenwahn, gekoppelt mit der Idee vom »Herrenvolk«, kostete Millionen Tote und führte Deutschland in die Katastrophe.

Die Gedanken von Christus und Mohammed wirken bis in die heutige Zeit. Entdecker und Erfinder haben unsere Wirklichkeit geprägt mit Autos, Flugzeugen, Raketen, Computern – am Anfang war all das nur Gedanke!

Gedanken verändern die Welt

Hätten Gedanken nicht die Welt verändert, würden wir heute noch in Höhlen leben. Was für die Menschheit gilt, gilt gleichermaßen für den einzelnen und seine private Welt: Unsere Gedanken bestimmen unser Handeln, und unser Handeln formt unsere Lebensumstände, wobei das Motto regiert: »Wie man sich bettet, so liegt man!«

Viel zu wenig machen wir uns diese Zusammenhänge klar, vielmehr beharren wir darauf, das Schicksal anzuklagen oder nach

Schuldigen zu suchen, die uns »diese Suppe« eingebrockt haben. Und dann beginnt, was man so häufig beobachten kann: das große Jammern und Klagen.

Jammern ist kein Ausweg

Da wird gejammert über verständnislose Ehemänner, über undankbare Kinder, über rücksichtslose Chefs, über zu wenig Geld, eine langweilige Arbeit, es wird geklagt über Einsamkeit, über zuviel Streß oder Mangel an Zeit und natürlich über alle möglichen körperlichen Wehwehchen.

Es gibt genug Menschen, die es zulassen, daß ihr ganzes Denken von einem einzigen Problem oder einer bestimmten Sorge beherrscht wird, so daß für nichts anderes mehr Raum bleibt.

Sich an Positivem freuen

Ihr Blickwinkel engt sich derart ein, daß sie sich all des Positiven, das es sehr wohl auch in ihrem Leben gibt, nicht mehr erfreuen können – zum Beispiel ihrer Gesundheit, einer schönen Wohnung, guter Freunde, des sicheren Arbeitsplatzes oder einfach nur eines strahlenden Frühlingstages.

Ein solchermaßen problemvernagelter Mensch wird Ihnen auf derlei Vorhaltungen stets nur antworten: »Ja schön, aber ...« Und dann beginnt die ganze Leier wieder von vorn – wie auf der Schallplatte mit dem »Knacks«.

Haben Sie also vor, sich und damit Ihr Leben zu verändern, so überprüfen Sie zunächst einmal kritisch, ob Sie selbst Ihr Leben von einem solchen »Knackpunkt« beherrschen lassen.

Kleine Gewissenserforschung

Gibt es etwas, um das Ihre Gedanken ständig kreisen, so daß Sie nicht mehr fähig sind, sich an den schönen Dingen zu erfreuen? Oder stören Sie sich ganz einfach im privaten oder beruflichen Leben immer an bestimmten Gegebenheiten, die Ihnen die Lebensfreude verleiden? Dann machen Sie zunächst einmal die Gegenprobe, indem Sie alles notieren, was es in Ihrem Leben an Positivem gibt: Menschen, die Ihnen wohlwollen, eine Tätigkeit oder ein Hobby, das Ihnen Spaß macht, ein Besitz, der Sie freut; falls Sie krank sind, was Ihnen trotz Ihrer Beschwerden alles noch möglich ist, Ihnen noch Spaß macht.

Schreiben Sie alles Schöne auf!

Schreiben Sie auch auf, was Sie in Ihrem Leben an Schönem erlebt haben, denken Sie sich intensiv in das Gefühl hinein, das Sie während dieser Zeit erfüllte: Eine große Liebe, die Ihnen beschieden war, oder einfach nur ein Wochenende in einem hellen Sommermonat. Solche Erinnerungen sind Quellen der Kraft, die Sie bewußt in sich mobilisieren sollten! Oder Sie träumen sich in eine wunderschöne Vision hinein, die die Zukunft für Sie bereithält. Geben Sie diesen positiven Gedanken bewußt Raum. Anfangs werden Ihnen diese neuen Denkbahnen ungewohnt erscheinen, und Sie werden feststellen, daß Ihre innere Stimme immer wieder die alte Schallplatte auflegen will – die mit dem Knacks.

Positiven Gedanken Raum geben

Positiv denken!

Wählen Sie dann mit Bedacht ein anderes Denkprogramm. Schließlich sind Sie es, der Ihr Denken beherrscht. »Glück ist Entscheidungssache«, sagt der amerikanische Geistliche J. S. Paulson, »die Entscheidung, glückliche und angenehme Empfindungen zu hegen ungeachtet der äußeren Umstände«.

Niemand zwingt Sie dazu, sich mit negativen Gedanken die Seele zu vergiften. Freilich haben wir es auch hier mit der Macht der Gewohnheit zu tun, und es erfordert ständiges Training, sich anders zu programmieren, ebenso wie Sie im Fitneß-Studio Geduld und Konsequenz aufbringen müssen, um Ihre Muskeln zu trainieren.

Negative Gedanken vergiften

Sagen Sie laut »Stop«, wenn Sie sich wieder bei Ihren alten schlechten Denkgewohnheiten erwischen, und weisen Sie Ihren Gedanken den Weg in eine andere, positive Richtung.

● Sagen Sie sich auch mehrfach am Tag einmal vor: »Es geht mir gut. Es geht mir von Tag zu Tag besser.« Viele Menschen haben an sich selbst erfahren, welch verblüffende Wirkung diese simple Methode haben kann. Sie werden merken, daß Sie sich in der Tat nach und nach deutlich besser fühlen.

Denken Sie sich »gesund«

Sogar Krankheiten – bis hin zu Krebs! – lassen sich durch positives Denken beeinflussen. Andererseits beweist die *Psycho-Neuro-Immunologie,* die sich mit den Zusammenhängen von Seele, Nerven- und Immunsystem beschäftigt, wie uns negative Gedanken krank machen können – ebenfalls bis hin zu Krebs.

Gehören Sie also zu den Jammerern, und kreisen Ihre Gedanken stets um Sorgen, Befürchtungen und Probleme, so reißen Sie das Ruder in Ihrem Kopf herum! Eine chinesische Weisheit besagt: »Daß die Vögel der Sorge und des Kummers über Deinem Haupt fliegen, kannst Du nicht ändern. Aber daß sie Nester in Deinen Haaren bauen, kannst Du verhindern!«

Gedanken sind Energien

Auch aus einem anderen Grund sollten Sie sich diesen chinesischen Spruch zu Herzen nehmen:

● Gedanken sind Energien, negative Gedanken sind negative Energien!

So wirken negative Gedanken

Werden Sie von negativen Gedanken beherrscht, so senden diese negative Schwingungen aus, und sehr bald müssen Sie feststellen, daß Ihre Mitmenschen sich solchen belastenden Einflüssen nur ungern aussetzen. Aus scheinbar unerklärlichen Gründen werden Sie mehr und mehr gemieden, und zu Ihren Sorgen gesellt sich die Einsamkeit. Das verbittert dann noch mehr, und das Jammern nimmt kein Ende.

Mißverstehen Sie mich nicht: Ist Ihnen ein Unglück widerfahren, so soll das nicht heißen, daß Sie Ihrer Trauer nicht Ausdruck verleihen sollen und nicht mit Trost und Zuwendung Ihrer Umgebung rechnen dürfen. Ich spreche hier nur von Menschen, die sich in ihrem Unglück gewissermaßen wie in einem Wohnwagen häuslich eingerichtet haben und nicht mehr aussteigen wollen.

»Als meine Frau noch lebte, war das Leben noch schön. Jetzt nicht mehr«, erklärte mir vor kurzem mein Patient Walter K., der seine Frau vor Jahren verloren hatte. »Ich stürze mich eben in die Arbeit, sonst habe ich ja nichts mehr.« Trauer und Resignation umgeben ihn wie eine unsichtbare Hülle.

Sie haben die Wahl!

Ganz anders meine 65jährige Nachbarin Brigitte H. Auch sie hat nach glücklichen Ehejahren über Nacht ihren Mann verloren. Nach einer Zeit der Trauer und Verzweiflung hat sie jedoch zu neuer Lebensfreude gefunden. »Ich bin dankbar, daß ich so viele schöne Jahre mit meinem Mann verleben durfte«, sagt sie. »Jetzt ist mein Leben eben anders. Aber es gibt doch trotzdem so viele Dinge, über die ich mich freuen kann: Gute Freunde, Gesundheit – und daß jeden Morgen die Sonne wieder aufgeht. Ich mache aus jedem Tag ein Fest des Lebens!«

Eine Kunst, die man lernen kann!

Eine Gabe, die einem in die Wiege gelegt wird? Nein! Vielmehr eine Kunst, die sich lernen läßt! Menschen, denen dies gelungen ist, haben niemals unter Einsamkeit zu leiden. Die positiven Energien, die sie unbewußt aussenden, wirken wie ein Magnet auf andere. Frohsinn und Optimismus stecken an!

Überlegen Sie einmal, ob Sie nicht einen Menschen kennen, den Sie sich in dieser Beziehung zum Vorbild nehmen können. Beobachten Sie, wie er sich verhält, was er spricht, wie er sei-

97

nen Mitmenschen begegnet, sein Leben einrichtet. Nicht nur die Affen, sondern auch wir Menschen verfügen über einen ausgeprägten Nachahmungstrieb. Den machen Sie sich positiv zunutze und schauen sich bei anderen ab, was Ihnen fehlt.

So kann es gelingen

Was ich damit sagen will: Soll es um eine Veränderung in Ihrem Leben gehen, so stärken Sie zunächst einmal Ihre positiven Kräfte, spüren Sie verborgene Kraftquellen auf und bringen Sie sie zum Sprudeln. Dann wird es Ihnen gelingen, mit den Mißlichkeiten in Ihrem Leben umzugehen.

Lieben Sie sich selbst!

Dazu gehört jedoch, daß Sie zuvor eine entscheidende Frage klären: Wie stehen Sie zu sich selbst?

Wollen Sie etwas in sich oder um sich herum bewegen, so ist die Voraussetzung, daß Sie sich selbst als unverwechselbare Persönlichkeit mit all Ihren Stärken und Schwächen lieben und akzeptieren. Hier hapert es bei vielen Menschen.

Anderen Liebe entgegenbringen, ja, aber sich selbst? Manche empfinden das direkt als unanständig. Eltern, Kirche und Lehrer haben das Ihre dazugetan und uns Selbstaufgabe, Selbstaufopferung und Selbstverleugnung gepredigt. Das sitzt tief und hat verheerende Auswirkungen auf unser ganzes Leben.

Selbstliebe – Selbstvertrauen

• Wer sich selbst nicht liebt, kann kein Selbstvertrauen entwickeln. Ohne den Glauben an sich selbst und an die eigenen Fähigkeiten aber lassen sich nur schwer Ziele erreichen. Die Zweifel an sich selbst oder gar das stete Kreisen der Gedanken um die eigenen Schwächen, Charakterfehler oder körperlichen Mängel wirken wie Blockaden auf dem Weg zum Erfolg.

• Wer sich selbst nicht liebt, bezieht sein Selbstwertgefühl nur aus seinen Leistungen. Er wird sich rücksichtslos immer mehr abverlangen und setzt sich unter Dauerstreß. Das sind dann die *Workaholics*, die Arbeitstiere, die sich ständig überfordern, ohne jemals mit sich zufrieden zu sein – eine Eigenschaft, die sie mit den notorischen Perfektionisten teilen.

Selbstwertgefühl

• Wer sich selbst nicht liebt, braucht Anerkennung und Liebe anderer Menschen wie die Luft zum Atmen, opfert sich auf, ohne Rücksicht auf sich selbst zu nehmen, und läßt sich nur allzu leicht ausnutzen. Dazu neigen besonders Frauen, die für Mann und Kinder oder den Chef jegliche Eigenständigkeit aufgeben und sich von deren Wohlwollen gefühlsmäßig abhängig machen.

Sich selbst Schwächen verzeihen

• Wer sich selbst nicht liebt, kann sich nicht verzeihen. Das aber haben wir – als Menschen mit allerhand Schwächen behaftet – bitter nötig, gibt es doch keinen von uns, der nicht im Lauf seines Lebens immer wieder Fehler macht, strauchelt, versagt, schuldig wird. Manchmal artet diese Unfähigkeit, sich selbst mit Nachsicht zu begegnen, zu regelrechtem Selbsthaß aus.

• Wer sich selbst nicht liebt, kann auch andere nicht lieben. »Liebe Deinen Nächsten wie Dich selbst!« heißt es schon in der Bibel. Und wer wollte von anderen erwarten, daß sie ihn mögen, wenn er sich selbst geringschätzt?

• Wer sich selbst nicht liebt, geht oft genug mit seinem Körper und seiner Seele um wie mit einem Feind statt wie mit einem Freund. Er betreibt Raubbau an seiner Gesundheit und vergiftet seine Seele mit negativen Gedanken, mit Häßlichem und Rohem, das er sich unbedenklich anhört oder ansieht (und sei es nur im Fernsehen).

Sich selbst Freund sein

• Wer sich selbst nicht liebt, hält es nur schwer in der eigenen Gesellschaft aus, kann nicht gut allein sein und braucht zur Ablenkung von sich selbst stets Rummel um sich herum.

> Mangel an Selbstliebe ist also von vornherein schon einmal ein gewaltiges Handicap, wenn Sie sich auf den Weg machen, in sich oder in Ihrem Leben etwas zu verändern. Schließlich brauchen Sie sich selbst dabei doch als stärksten Verbündeten und nicht jemanden, der nur allzu bereit ist, Ihnen und Ihren guten Vorsätzen ein Bein zu stellen.

Wie lernen Sie sich kennen?

Wie macht man aus einem Feind einen Freund? Wie stellt man sich auf besseren Fuß mit sich selbst?

Wenn Sie sich mit einem anderen Menschen anfreunden wollen, so werden Sie zunächst einmal danach trachten, ihn näher kennenzulernen. Verfahren Sie so auch mit Ihrer eigenen Persönlichkeit.

Mein Vorschlag:

Welche guten Eigenschaften haben Sie?

● Fertigen Sie einmal eine Liste mit all Ihren guten Eigenschaften an, die alles enthält, was Sie an Positivem über sich aussagen können. Sie werden staunen, was da alles zusam-

99

menkommt! Fazit: Sie sind eigentlich doch ein recht beachtlicher und liebenswerter Mensch.

Lieben Sie Ihren Körper?

● Dann befassen Sie sich mit Ihrem Körper. Betrachten Sie sich nackt im Spiegel und lassen Sie Ihren Blick auch möglichst liebevoll auf den Körperpartien ruhen, die Ihnen weniger gefallen. Lächeln Sie Ihrem Spiegelbild zu. Überlegen Sie dabei einmal, welch ein Wunderwerk die Natur Ihnen hier zur Verfügung gestellt hat, um sich auf dieser Welt bewegen und verwirklichen zu können.

Viele Gründe, dankbar zu sein

Allein Ihre fünf Sinne, mit denen Sie schmecken, hören, fühlen, sehen und die Welt in sich hineinholen, sind unglaublich raffinierte und komplizierte Organe, die kein menschliches Gehirn würde erfinden können.

Ihr Herz schlägt 36 Millionen mal im Jahr und pumpt 2 Millionen Liter Blut durch Ihre Adern. Pro Sekunde laufen in Ihrem Körper 30000 verschiedene Stoffwechselvorgänge ab. 13 Billionen Nervenzellen sind bereit, Ihre Sinneseindrücke zu verarbeiten, Ihre – hoffentlich positiven – Gedanken zu produzieren und in Handlungen umzusetzen.

Eine kleine Übung

Intensivieren Sie den Kontakt zu sich selbst mit Hilfe einer kleinen Übung:

Machen Sie in entspanntem Zustand mit geschlossenen Augen einen Spaziergang durch Ihren Körper.

Fühlen Sie Ihre Zehen, bewegen Sie sie ein wenig. Gleiten Sie über die Fußgelenke die Beine hinauf, verweilen Sie einen Moment bei den Kniegelenken, dann bei den Hüftgelenken, hinauf zu den Schultern.

Nun schicken Sie Ihre Gedankenenergie nacheinander zu Ihren inneren Organen, Magen und Darm, Lunge, Leber und Nieren.

Denken Sie daran, wie unermüdlich Ihr Herz schlägt, wie stetig das Blut durch Ihren Körper kreist und jede Zelle ernährt. Gehen Sie in Gedanken in Ihre Augen, Ihre Ohren, Ihr Gehirn ...

Danken Sie jedem einzelnen Teil Ihres Körpers für seinen unermüdlichen Einsatz und bitten Sie um Verzeihung dafür, daß Sie nicht immer pfleglich mit ihm umgegangen sind. Sie werden erstaunt sein, wie Ihr Körper darauf reagiert, daß Sie mit ihm auf diese Weise in Kontakt treten.

Sie üben am besten täglich

Machen Sie diese Übung täglich und stellen Sie sich dabei vor, wie Sie in jeden Körperteil – besonders in die kranken oder schwächlichen – Ströme von positiver Lebensenergie hineinschicken, die Sie sich als goldenen Lichtstrahl vorstellen.

Langsam werden Sie so ein Gefühl für Ihren Körper bekommen und ihn nicht mehr, wie so häufig, als seelenloses, untergeordnetes Werkzeug für Ihren Geist empfinden.

● Ihren Körper haben Sie nicht nur, sondern er ist ein Teil von Ihnen.

Bewegen, den Körper spüren

Ihr Bewußtsein befindet sich in jeder seiner Billionen Zellen. Auch durch Sport, Gymnastik, Yoga oder Tanzen lernen Sie, Ihren Körper wieder zu spüren.

Ist Ihr Körper der eine Pol Ihrer Persönlichkeit, mit dem es gilt sich anzufreunden, so sollten Sie auch die Verbindung zu Ihrem anderen Pol, Ihrem höheren Selbst, intensivieren, das Sie führt und steuert. Eine enge Verbundenheit mit dieser Instanz, die wir auch als unsere Intuition oder unsere innere Stimme empfinden, ist die Voraussetzung dafür, daß wir uns sicher fühlen und die richtigen Entscheidungen treffen.

Erfolgreiche Menschen zeichnen sich dadurch aus, daß sie sich der Führung dieser Instanz in besonderem Maße anvertrauen. »Unglücksraben« dagegen handeln meist aus dem Kopf und nicht aus dem »Bauch« – und liegen damit oft falsch.

Nach esoterischer Anschauung kommuniziert das höhere Selbst mit dem Meer kosmischer Energie, das uns umgibt. Die *Meditation* ist wohl der beste Weg, mit dem höheren Selbst in Verbindung zu treten.

Körper, Geist und Seele – eine Einheit

Erst wenn Sie diese Vorarbeit geleistet haben, wenn Sie Ihren Körper, Ihre Seele und Ihren Geist bewußt als Einheit erfahren und diese harmonisch zusammenarbeiten, wenn Sie sich in Ihrer eigenen Gesellschaft wohlfühlen, können Sie darangehen, sich zu überlegen, was Sie an sich selbst oder an Ihren äußeren Lebensumständen ändern möchten, um Ihre Energie nicht in fruchtlosen Klagen zu vergeuden.

Vom Umgang mit Problemen

Gehen Sie systematisch vor und fragen Sie sich, welche Ärgernisse und Störfaktoren in Ihrem Leben Sie selbst abstellen oder beeinflussen können, und was Sie als unabänderlich hinnehmen müssen. Eine Lebensweisheit, die sich viele berühmte Männer als Wahlspruch erkoren haben:

Darüber sollten Sie nachdenken

»Gott gebe mir die Gelassenheit, Dinge hinzunehmen, die ich nicht ändern kann; den Mut, Dinge zu ändern, die ich ändern kann; und die Weisheit, das eine vom anderen zu unterscheiden!«

Überlegen Sie sehr sorgfältig, in welche Kategorie Ihr Problem einzustufen ist. Häufig werden Sie bei Umständen, mit denen Sie sich schon länger eingerichtet haben, vorschnell zu dem Schluß kommen, daß daran nichts zu ändern sei.
Sogenannte »Sachzwänge« mögen auch tatsächlich in diesem Sinne sprechen. Aber sind sie wirklich unüberwindlich? Oder sind Sie selbst nur zu bequem, zu schwach, zu ängstlich oder zu einfallslos, um sich Wege zu überlegen, wie Sie doch eine befriedigende Änderung herbeiführen können?

Gibt es neue Wege?

Die Natur des Menschen gehorcht nun einmal einem gewissen Trägheitsgesetz. Man hält am Gewohnten fest, auch wenn man sich dabei unglücklich fühlt. Jammern und Klagen bringt zwar keinen Zentimeter weiter, aber es verlangt einem im Moment auch nichts ab.
Also: Ist es wirklich objektiv für Sie völlig unmöglich, eine Ehe zu beenden, die eigentlich schon lange keine mehr ist; eine andere Stellung zu finden oder eine zusätzliche Berufsausbildung zu beginnen; Ihren streßigen Lebensrhythmus zu ändern oder eine Krankheit zu überwinden?

Sie können etwas ändern!

Viel öfter als Sie denken, könnten Sie an belastenden Lebensumständen etwas ändern. Vielleicht bräuchten Sie dazu nur Eigenschaften, die Sie derzeit nicht besitzen. Mehr Selbstvertrauen, mehr Energie, mehr Einfälle? Wenn Sie dies bejahen, müssen Sie in sich selbst erst die Eigenschaften entwickeln, die Sie befähigen, Ihre äußeren Ziele zu erreichen. Davon, wie Sie das bewerkstelligen, ist in diesem Buch immer wieder die Rede.

Sich in Unvermeidliches fügen

Andererseits machen sich viele Menschen Illusionen darüber, was sie ändern können, und ziehen von vornherein in eine verlorene Schlacht. Das trifft in der Regel zu, wenn Sie es sich in den Kopf setzen, einen anderen Menschen zu ändern.

Das ist wichtig! Um sich vor unvermeidlichen Enttäuschungen zu bewahren, sei an dieser Stelle mit Nachdruck betont: Ändern können Sie sich nur selbst, niemals einen anderen Menschen! Schon gar nicht, wenn er selbst sich nicht ändern will – und das ist meistens der Fall.

Im Auge habe ich hierbei die Konstellation, auf die ich in meiner Praxis immer wieder stoße: Viele Frauen sind unzufrieden mit ihren Männern. Sie bemängeln an ihnen, daß sie nicht sensibel und zärtlich genug sind, daß ihr Interesse sich auf die Arbeit und das Fernsehprogramm beschränkt, sie wenig Einfühlungsvermögen haben.

Mit ungeheurem Einsatz und großer Hartnäckigkeit versuchen sie nun, ihre Männer zu der von ihnen gewünschten Änderung ihres Verhaltens zu bewegen. Meistens reiben sie sich bei diesen Versuchen am untauglichen Objekt restlos auf, verderben endgültig das Klima, treiben den Mann letztlich noch in die Arme einer anderen – und erreichen alles in allem genau das Gegenteil von dem, was sie sich erhofften. Paradoxerweise laufen sie aber, wie ich beobachte, immer wieder mit demselben Kopf gegen dieselbe Wand und holen sich eine schmerzhafte Beule nach der anderen.

Ändern können Sie nur sich selbst

Wollen Sie also Ihren Mann oder sonst irgend jemand ändern, so loten Sie zunächst einmal aus, ob der andere von sich aus zu dieser Änderung bereit ist und sich von Ihnen helfen und raten lassen möchte. In diesen äußerst seltenen Fällen dürfen Sie gern die Ärmel hochkrempeln.

Ihr Ziel: Sie selbst Sonst wenden Sie sich bitte ohne Verzug einem lohnenderen Ziel zu: Verändern Sie sich selbst, indem Sie beispielsweise mehr Toleranz und Selbständigkeit entwickeln, oder gleichen Sie den Mangel, den Sie empfinden, anderweitig aus.

Suchen Sie sich Bekannte, die Ihre Interessen teilen, und gehen Sie Ihren Hobbies allein nach. Manchmal ist es möglich, durch eigene Veränderung auch eine Änderung im Ver-

103

halten des anderen zu bewirken. Aber rechnen sollte man damit nicht.

Oft verfolgt das Unterbewußtsein auch verschlungene Pfade, um zu einem trügerischen Ziel zu gelangen. Meine Patientin Marianne B., die unter schwerem Rheuma leidet, fand am Ende eines langen Selbsterforschungsprozesses heraus: »Eigentlich benutze ich meine Krankheit, um das von meinem Mann zu bekommen, was er mir sonst nicht gibt – Fürsorge und Zuwendung. Nur wenn es mir schlecht geht und ich diese furchtbaren Schmerzen habe, sorgt sich mein Mann um mich.«

Krankheit als »Ausweg«

Welch schrecklicher Preis, den sie da zahlte, um eine Änderung im Verhalten ihres Mannes zu erzwingen! Erst nach jahrelangem Leiden sah sie ein, daß sie ihre eigene Einstellung ändern muß, um etwas für sich und ihre Gesundheit tun zu können. Auch meine 38jährige Patientin Carola St. ist mit einem Mann »von der spröden Sorte« verheiratet, der in erster Linie in seinem Beruf aufgeht.

»Für mich bleibt da wenig übrig«, meint sie realistisch. »Aber ich habe mich darauf eingestellt, meinen Mann so zu nehmen, wie er ist. Wenn er mir Weihnachten die Hand drückt und mir in die Augen blickt, kann ich von seinem Gesicht ablesen, daß er froh ist, mich an seiner Seite zu haben. Ich erwarte nicht mehr von ihm, als er mir nun mal geben kann und will. Im übrigen gestalte ich mir mein Leben selbst, lese viel, pflege Freundschaften und suche mir geistige Anregung, die mir in meiner Ehe fehlt, im Theater, im Konzert, in Kursen an der Volkshochschule.«

Ohne Verbitterung akzeptieren, was nicht zu ändern ist, mit leichter Hand loslassen, was vergangen, verloren oder uns nicht beschieden ist, und uns anderen Zielen zuwenden, ist eine gewiß nicht leichte Aufgabe. Gehen Sie sie trotzdem mutig und optimistisch an. Alles andere ist Verschwendung Ihrer wertvollen Energie, die Sie besser für Ihre eigene Entwicklung einsetzen sollten.

Mit Mut und Optimismus

104

Schicksalsschläge

Besonders schwer ist treilich das Annehmen unseres Schicksals, wenn es sich um schwere Einschnitte in unser Leben handelt, um den Tod eines Angehörigen, die Trennung von einem geliebten Menschen, eine schwere Erkrankung, plötzliche Arbeitslosigkeit, Invalidität.

Neue Kräfte können freiwerden

Doch immer wieder zeigt sich, daß gerade durch solche Erschütterungen der eigenen Existenz im Menschen Kräfte freiwerden, die ihn über sich selbst hinauswachsen lassen, daß er in der Lage ist, aus Verzweiflung und Hoffnungslosigkeit zu neuem Lebensmut und Daseinsfreude zu finden.

Ein bewegendes Beispiel dafür habe ich in meinem Bekanntenkreis: Die 34jährige Judith Sch. ist alleinerziehende Mutter dreier kleiner Kinder und seit Jahren schwer nierenkrank. Ich habe sie gebeten, Ihnen ein wenig von sich zu erzählen, um Ihnen Mut zu machen, Ihr Leben zuversichtlich in die eigenen Hände zu nehmen, auch wenn Ihre Probleme, wie ich hoffe, weniger schwerwiegend sind.

Das Leben in die eigenen Hände nehmen

»... Meine Nierenkrankheit bahnte sich an, als ich vier Jahre alt war. ›Ihre Krankheit ist wie ein Vulkan‹, sagte mir der Arzt, als ich ein junges Mädchen war, ›er kann hundert Jahre schlafen, er kann aber auch morgen ausbrechen!‹ ...

Der Vulkanausbruch passierte ausgerechnet während eines Urlaubs, den ich mit meinen drei kleinen Kindern verbrachte. Ich war völlig grau im Gesicht, die Beine sackten mir weg, dauernd mußte ich nach Luft schnappen, fühlte mich todmüde und nachts bekam ich die schrecklichsten Krämpfe in den Beinen ...

›Da hilft nur noch die Dialyse‹, eröffnete mir wenig später mein Arzt. Mein erster Gedanke war: Damit ist dein Leben zu Ende! Ein unbeschreibliches Angstgefühl erfüllte mich, so als stünde ich am Ende meines Weges, nur noch Zentimeter von einem schrecklichen Abgrund entfernt. Alle Lebensfreude fiel von mir ab, mußte ich jetzt doch auf fast alles verzichten, was mein Dasein bisher lebenswert gemacht hatte. Auch war mir der Gedanke entsetzlich, daß ich jetzt nur noch von einem Apparat am Leben erhalten werden konnte.

Seit zwei Jahren gehe ich nun jeden zweiten Tag für 5 bis 6 Stunden ins Krankenhaus. Die giftigen Stoffwechselschlacken werden meinem Körper durch die Dialyse entzogen. Trotzdem ist meine Ernährung stark eingeschränkt. Ich muß fast vollstän-

105

dig auf frisches Obst und Gemüse verzichten, darf kaum Fisch, Fleisch, Wurst und Käse essen ...

Da mein Körper ja auch das Wasser nicht ausscheiden kann, darf ich nur drei Glas am Tag trinken. Durst ist ein weit quälenderes Gefühl als Hunger, und der permanent leicht vergiftete Körper erzeugt häufig starkes Durstgefühl. Manchmal ist es schwer, die nötige Disziplin aufzubringen. Hinzu kommt, daß ich mich oft müde fühle und kurzatmig bin. Trotzdem muß ich **Aufgeben?** für meine drei Kinder da sein und meinen Haushalt versorgen ...
Annehmen! Schon bald wurde mir klar, daß mir zwei Wege offenstehen: Entweder ich lehne mich gegen mein Schicksal auf und gebe mich dem Selbstmitleid hin oder ich lerne, mit meiner Krankheit umzugehen. Ich entschied mich dafür, mir Lebensfreude und Aufgaben neu zu schaffen ...

Inzwischen gehe ich wieder zum Reiten, male und gebe zwei **Neue Wege** Stunden Sprachunterricht in der Woche. Auch in der Dialyse **finden** habe ich eine Aufgabe übernommen: Des öfteren werden Patienten in mein Zimmer gelegt, die mit der Dialyse beginnen müssen. Ich sehe mich selbst in ihnen, weiß, was in ihnen vorgeht an Ablehnung gegen die Krankheit, an Verzweiflung gegenüber dem Leben, an Angst vor der unbekannten Maschine ...

Ruhe und Ich versuche, ihnen etwas von meiner wiedergefundenen Ruhe
Freude zu geben, von der Freude, die ich wiederentdeckt habe, etwas
weitergeben von meinen Gedanken, die im Laufe der Zeit einen Sinn im eigenen Schicksal erkannt haben. Ich versuche, ihnen Mut zu machen und ihnen zu zeigen, daß das Leben trotz aller Einschränkungen noch lebenswert ist ...

Durch meine Krankheit habe ich gelernt, Wesentliches von Unwesentlichem zu unterscheiden und jeden Tag als Geschenk zu betrachten. Ich erlebe alle Dinge des Lebens viel intensiver und **Intensiver,** bewußter. Natürlich gibt es immer wieder auch seelische Tiefs, **bewußter** und manchmal glaube ich, daß ich mit dieser Belastung nicht **leben** klarkomme.

Aber bisher habe ich immer wieder zu meiner Lebensbejahung zurückgefunden. Ich habe ja auch noch die Hoffnung auf eine Spenderniere. Obwohl ich auch dann noch durch starke Medikamente behandelt werden muß, könnte ich doch fünf bis fünfzehn Jahre lang fast wie ein gesunder Mensch leben, bevor ich wieder mit einer neuen Transplantation und mit neuen Ungewißheiten rechnen muß ...«

106

Einen Sinn im Leben finden

Im eigenen Schicksal einen Sinn zu sehen, das ist wohl der springende Punkt, der es dem Menschen ermöglicht, auch Schwerstes geduldig und gelassen, ja, sogar heiter zu ertragen.

Wir sind nicht allein Gelingen kann das nur, wenn wir uns bewußt machen, daß wir nicht auf uns allein gestellt sind, sondern uns eingebunden fühlen dürfen in ein unendliches Feld göttlicher Energie, die das ganze Universum erfüllt – vom fernsten Planeten bis hinein in die kleinste unserer Körperzellen. Bemerkenswerterweise kommen die großen Physiker unseres Jahrhunderts, wie Albert Einstein, zu dem gleichen Schluß wie die Mystiker verschiedenster Kulturen: Es gibt eine ordnende Kraft in der Welt. Auch jeder einzelne trägt diesen göttlichen Funken in sich, der ihn mit jedem anderen Wesen, mit allen Dingen verbindet.

Die ordnende Kraft in uns

Wer dieses Gefühl des Einssein mit jedem Teil der Schöpfung in sich entwickelt, kann sich nicht mehr verloren fühlen und wird erfüllt von einem tiefen Vertrauen in die Sinnhaftigkeit all dessen, was geschieht.

»Wenn sich eine Tür schließt, öffnet sich eine andere. Doch oftmals rütteln wir so lange an der geschlossenen Tür, daß wir jene nicht sehen, die sich für uns geöffnet hat!« Dieser Ausspruch stammt von Helen Keller, der amerikanischen Schriftstellerin, die, obwohl taubstumm und blind, ihr Leben so bewundernswert meisterte.

Oft erkennen wir erst im nachhinein, wozu ein vermeintliches Unglück letztlich gut war. Hören wir daher darauf, was unser Schicksal – das, was uns »geschickt« wurde – uns sagen will, und bemühen wir uns, das Beste daraus zu machen.

Stets das Positive suchen Das bedeutet in erster Linie, eine andere Einstellung zu den unvermeidlichen Lebensumständen zu finden, uns nicht hinter schwarzen Gedanken zu verschanzen, sondern Ausschau zu halten nach den positiven Aspekten unseres Unglücks. Oft hält es eine Möglichkeit zu einem Neubeginn für uns bereit, vor der wir die Augen nicht verschließen sollten.

Innere Widerstände überwinden

Handelt es sich um eine Charaktereigenschaft, die Sie gern los wären? Möchten Sie selbstsicherer, mutiger, kontaktfreudiger werden? Sich das Rauchen abgewöhnen, Ihr Gewicht reduzieren? Oder wünschen Sie sich eher äußerliche Veränderungen – einen neuen Job, mehr Geld, eine andere Wohnung?

107

Die richtige Strategie entwickeln

Wichtig ist in jedem Fall, daß Sie dabei strategisch richtig vorgehen.

Der Mensch ist von Haus aus ein Sicherheitsfanatiker, außerdem träge, bequem, hängt am Gewohnten. Änderungen, um so mehr, je einschneidender sie sind, führen zunächst einmal zu Verunsicherung, möglicherweise sogar zu Ängsten. Da melden sich dann unsere unliebsamen »Kopfbewohner« zu Wort, wie sie Mary Goulding in ihrem gleichnamigen Buch beschreibt. Sie versuchen stets, alle unsere guten Vorsätze mit wohlvertrauten Sprüchen zu sabotieren.

Der *Angstmacher* beispielsweise will uns weismachen: »Was aber, wenn dies oder das einträte? Das Ganze kann doch ebensogut völlig schiefgehen!« Oder der *Zauderer:* »Also in dieser Woche mußt Du damit noch nicht anfangen!« Der *Unheilverkünder:* »Das kann doch nur die allerschlimmsten Folgen haben!« Und schließlich, nicht zu vergessen, der *Bremser:* »Du bist nun mal wie Du bist. Da kann man nichts machen!«

Diese Miesmacher, die wir in unserem Kopf beherbergen, sollten wir uns, so der Vorschlag der Autorin, als Personen aus Fleisch und Blut vorstellen und dann in Gedanken mit einer möglichst drastischen Methode umbringen.

»Miesmacher« in uns zum Schweigen bringen

Welches Ziel wollen Sie verfolgen?

Nehmen Sie sich Zeit

Bevor Sie lospurten, sollten Sie sich genau überlegen, wo Sie ankommen wollen. Nehmen Sie sich viel Zeit, um Ihr Ziel ins Auge zu fassen. Überlegen Sie auch dessen Stellenwert in Ihrem Leben. Fragen Sie sich, was Ihnen wirklich wichtig ist, und ob Ihr Ziel die Anstrengung lohnt oder ob es vielleicht Wichtigeres anzustreben gilt.

Was für den einzelnen zählt, ist individuell verschieden. Nach meiner Erfahrung gibt es jedoch einige tragende Pfeiler, auf die glückliche und zufriedene Menschen ihr Leben aufbauen.

Eine Arbeit, die befriedigt

Die meiste Zeit des Tages und das größte Stück unseres Lebens verbringen wir mit unserer Arbeit. Es ist schlimm, wenn sie uns keinen Spaß macht, wenn wir uns täglich aufs neue mißmutig dazu zwingen müssen, den Blick fest auf den Feierabend, den Urlaub oder sogar auf die Rente gerichtet – als Erlösung von dem Übel. Klar, daß jede kreative Kraft unter solchen Umständen verkümmern muß! Haben Sie schon einmal festgestellt, wie enorm Sie eine Arbeit ermüdet, zu der Sie sich zwingen müssen, und wie wenig Sie dagegen eine Tätigkeit anstrengt, die Sie mit Freude ausführen?

Was läßt sich verbessern? Was läßt sich also an Ihrer Arbeitssituation verbessern? Eine andere Einteilung? Verbesserung des Betriebsklimas? Eine zusätzliche Ausbildung? Oder sollten Sie sich eine andere Stellung suchen oder überhaupt etwas ganz anderes machen?

Es gibt heute so unendlich viele Möglichkeiten und Förderungsangebote. In den USA ist der Beruf, mit dem jemand startet, schon lange keine lebenslängliche Einbahnstraße mehr. Ziehen Sie also einmal gründlich Bilanz und prüfen Sie, welche Ziele sich Ihnen beruflich bieten. **Bilanz ziehen**

Kontakte zu anderen Menschen pflegen

Der Mensch ist ein soziales Wesen und, abgesehen von besonderen Exemplaren, für ein Einsiedlerleben nicht geschaffen. Gesellschaft und Austausch mit anderen gehören darum zu den Voraussetzungen eines erfüllten Lebens.

Der Wegfall der Großfamilie und die häufige Isolierung am Arbeitsplatz, leider aber auch Oberflächlichkeit und Egoismus, führen heute viele Menschen in die Einsamkeit. Prüfen Sie deshalb einmal, ob Sie in Ihrem mitmenschlichen Umfeld befriedigende und tragfähige Beziehungen aufgebaut haben, wie sich **Ergreifen** diese verbessern oder neue anknüpfen lassen. Ergreifen Sie **Sie die** selbst dazu die Initiative und beschränken Sie sich nicht auf Kla- **Initiative!** gen darüber, daß sich niemand um Sie kümmert.

Auch Alleinstehende brauchen nicht einsam zu sein, leben sie doch nicht wie Robinson Crusoe auf einer verlassenen Insel. Sie haben den Vorteil gegenüber einem vorgegebenen »Familien-Menu«, sich ihren Umgang »à la carte« aussuchen zu können.

Lassen Sie sich davon leiten, daß, wer anderen liebevoll entgegentritt, mit dem gleichen Echo rechnen kann. Mitmenschen, an denen Sie diesen Erfahrungssatz erproben können, finden Sie überall, von Sportclubs bis Seniorentreffen oder in der Nachbarschaft. Sie werden auch erstaunt sein, wieviel Zuschriften Sie auf eine entsprechende Annonce bekommen (vorausgesetzt, Sie erträumen sich davon keinen Märchenprinzen). Auch einer Ehe tut es im übrigen gut, wenn sich jeder in seinem Freundeskreis ein Stück Eigenständigkeit erhält.

Interessen und Hobbies aktivieren

Eine gewisse Eintönigkeit, der berüchtigte Alltagstrott also, ist weder im Leben einer Hausfrau noch eines Generaldirektors zu vermeiden. Gefordert wird immer nur ein Teil unserer Fähigkeiten, der andere liegt brach. Routine wird großgeschrieben, unsere Kreativität verkümmert.

Kreativität fördern

Dies um so mehr, als unsere Freizeitbeschäftigungen zum großen Teil aus passivem Konsum bestehen. Vor dem Bildschirm oder im Fußballstadion identifizieren wir uns vor allem mit der Aktivität anderer.

Forschen Sie einmal nach eigenen schlummernden Talenten. Haben Sie nicht vielleicht vor vielen Jahren musiziert, im Chor gesungen, fotografiert, gemalt, gewebt, getöpfert? Davon sollte sich nichts wieder beleben lassen? Sie müssen nur wollen!

Oder überlegen Sie einfach nur, welche Tätigkeit Ihnen Freude machen, Sie entspannen oder befriedigen würde. Welche Ziele lassen sich daraus ableiten?

Die eigenen Talente fördern

Oft wirkt sich die Pensionierung als regelrechter Schock aus. Werden die Kinder flügge und gehen aus dem Haus, resultiert für viele Frauen daraus ebenfalls eine echte Sinn-Krise. Hier heißt es, sich rechtzeitig neu zu orientieren und sich ein anderes sinnvolles Lebensumfeld zu schaffen. Bei der Suche danach geht es uns manchmal wie beim Ostereiersuchen: Wir drehen uns im Kreis – dabei liegt das Gute doch so nah!

Sich neu orientieren

Dazu erzähle ich Ihnen ein kleines Beispiel: Eine Bekannte von mir nahm sich genau an ihrem 60. Geburtstag das Leben. Einige Zeit zuvor war ihre Mutter gestorben, sonst hatte sie keine Angehörigen. »Mein Leben hat keinen Sinn mehr«, stand in ihrem Abschiedsbrief. Gleichzeitig erinnere ich mich an das tränenüberströmte Gesicht eines kleinen Mädchens, das ich bei der Beerdigung sah. Es wohnte im gleichen Haus, die Mutter war Alkoholikerin und dämmerte meist im Bett vor sich hin. Die einzigen Lichtblicke im Leben des Mädchens waren die Stunden, die es bei meiner Bekannten verbringen durfte. Da gab es etwas Richtiges zu essen, es wurde vorgelesen und gespielt, und manchmal gingen beide zum Konditor um die Ecke. Wäre es nicht eine schöne Aufgabe gewesen, diese Kinderseele durch die gefährdeten Entwicklungsjahre zu begleiten?

Ohne einen Sinn im Dasein zu sehen, lebt es sich in der Tat sehr schwer. Vielleicht liegt Ihr Ziel darin, sich etwas zu schaffen, wofür es sich lohnt zu leben?

Einen Sinn im Dasein finden

110

Etwas für die Gesundheit tun

Wer wollte es bestreiten: Gesundheit ist nicht alles, aber ohne Gesundheit ist alles nichts! Kaum jemand unter uns, der nicht bekennen müßte, hier einige Sünden auf dem Kerbholz zu haben, ja vielleicht sogar regelrechten Raubbau mit seiner Gesundheit zu treiben. Ihr Körper wird dies mit einigen diskreten Warnsignalen, vielleicht sogar schon mit einer handfesten Krankheit quittiert haben.

Meist ist aber nach dem Motto »Besser spät als nie« noch Zeit, Versäumtes wieder gutzumachen und das Ruder herumzureißen. Im täglichen Umgang mit meinen Patienten kann ich immer wieder staunend feststellen, was alles wieder in die Reihe kommt, gibt man dem Körper nur die richtige Hilfestellung, zum Beispiel mit Methoden aus der Biologischen Medizin.

Energien auftanken

Vielleicht sollten gesundheitliche Ziele vor anderen, die Ihnen für Ihre Zukunft vorschweben, sogar den Vorrang haben. Denn wenn Sie sich zuvor in eine gute Verfassung bringen und Ihre Energien auftanken, werden Sie jede Hürde leichter nehmen. Sich das Rauchen abzugewöhnen und den Alkoholkonsum auf ein bescheidenes Maß zu reduzieren, wäre da, zum Beispiel, ein guter Anfang, mit dem Sie im übrigen voll im Trend lägen.

Am Charakter feilen

Bekanntlich sehen wir in erster Linie den Splitter im Auge des anderen und nicht den Balken im eigenen. Um so löblicher, wenn Sie Schwachstellen in Ihren Eigenschaften oder Verhaltensweisen erkannt haben, sie abstellen und sich dafür andere, positivere und nützlichere aneignen wollen.

Leicht ist das nicht, denn unsere Verhaltensmuster haben sich gewöhnlich über das ganze Leben hin eingeschliffen, und nur allzu leicht rutschen wir wieder in das alte Fahrwasser. Manchmal bringen uns unsere schlechten Eigenschaften auch Vorteile ein, auf die es dann verzichten heißt. Denken Sie an die Unselbständigen, vor allem unter uns Frauen. Der kleine Satz *»Das kann ich nicht!«* ruft meist wie von Zauberhand ein hilfreiches Wesen herbei und erspart uns die eigene Anstrengung.

Innere Widerstände überwinden

Schon bei der »Diagnose« unserer schlechten Eigenschaften haben wir in der Regel innere Widerstände zu überwinden, ist die Fähigkeit zur Selbstkritik doch nicht gerade angeboren. Oft müssen wir sogar in tiefere Schichten unseres Innenlebens eintauchen, um das Übel bei der Wurzel zu packen.

Stärke oder Schwäche? Sie sind beispielsweise ein gutmütiger Mensch, bereit, für andere Opfer zu bringen, Ihre eigenen Bedürfnisse hintanzustellen. Lauter gute Eigenschaften. Nur: Verbirgt sich dahinter vielleicht in Wahrheit Schwäche? Kneifen Sie aus Unsicherheit vor Auseinandersetzungen? Wenn ja, müssen Sie Ihr Selbstbewußtsein stärken und lernen, »Nein« zu sagen.

Auf die Strategie kommt es an

Die meisten guten Vorsätze scheitern bei der Durchführung an schlechter Planung. Überstürzen Sie also nichts, sondern überlegen Sie sorgfältig, wie Sie Ihre Ziele in die Realität umsetzen wollen. Dazu ein paar Anregungen:

● Visieren Sie Ihr Ziel präzise an. Verwaschene und unscharfe Ziele lassen sich nur schlecht anpeilen. Formulieren Sie Ihren Vorsatz positiv. Worte wie »nie mehr« oder »nicht« oder »kein« werden vom Unterbewußtsein oft ins Gegenteil verkehrt.
Also: »Ich esse von heute an bewußt, kontrolliert und wenig«, statt »Ich will nie mehr Schokolade essen«. Stellen Sie sich Ihr Ziel immer wieder plastisch vor und zwar so, als hätten Sie es bereits jetzt erreicht! **Stellen Sie sich Ihr Ziel plastisch vor**

● Prüfen Sie sorgfältig, ob es Ihnen möglich ist, Ihr Ziel zu erreichen. In »verlorene Schlachten« sollte man gar nicht erst ziehen.

● Fragen Sie sich, ob Sie Ihr Ziel aus eigenem Antrieb erstreben oder ob andere Sie dazu manipulieren. In letzterem Fall fehlt Ihnen die eigene Motivation – Sie haben schlechte Karten.

Womit müssen Sie rechnen? ● Mit welchen Auswirkungen müssen Sie rechnen, wenn Sie Ihre Vorstellung verwirklicht haben? Könnten sich dadurch Nachteile für Sie ergeben, die Sie noch nicht bedachten? Kollidieren sie mit den Interessen anderer? Was müssen Sie für Ihr Ziel in Kauf nehmen? Lohnt sich der Einsatz? Hilfreich ist manchmal, Vor- und Nachteile in einer Liste zusammenzustellen und Bilanz zu ziehen.

● Machen Sie einen genauen Plan, wie Sie vorgehen wollen. Was unternehmen Sie? In welcher Zeit wollen Sie Ihr Ziel erreichen? Ist es sinnvoll, zunächst Teilziele anzustreben? Nehmen Sie sich nur soviel vor, wie Sie sicher erreichen können, und muten Sie sich nicht zuviel zu. **Muten Sie sich nicht zuviel zu!**

● Legen Sie zunächst einmal eine Beobachtungsphase ein, in der Sie sich darüber klar werden, wie oft und unter welchen Umständen Sie Ihr unerwünschtes Verhalten an den Tag legen. Notieren Sie sich dies. Erst wenn Sie einen klaren Überblick gewonnen haben, setzen Sie Ihre Vorsätze in die Tat um. So können Sie am besten Ihre Fortschritte registrieren.

● Wählen Sie einen günstigen Zeitpunkt für den Start zu Ihrem Ziel. Überarbeitung, Streß und Hetze sind schlechte Voraussetzungen. Warten Sie lieber günstigere Umstände ab.

● Ist es Ihnen erstmals gelungen, sich zu überwinden, das heißt, sind Sie nicht wie sonst bei dem geringsten Ärger aus **Erinnern Sie** der Haut gefahren, haben Sie dem Kühlschrank widerstanden **sich Ihrer** oder es gewagt, Ihrem Chef zu widersprechen, so lassen Sie **»Erfolge«** diese Szene in entspannter Atmosphäre mit geschlossenen Augen immer wieder Revue passieren. Wie haben Sie sich dabei gefühlt? Wie ausgesehen? Haben andere postiv darauf reagiert? Rufen Sie dieses Gefühl der Freude, der Stärke und des Selbstbewußtseins so oft in sich wach, wie es geht, vor allem dann, wenn Sie in die nächste kritische Situation geraten. Es wird Ihnen dann deutlich leichter fallen, die Hürde zu nehmen. Vermeiden Sie Reizsignale, also Umstände, in denen Sie rückfallgefährdet sind. Als mein Mann sich das Rauchen abgewöhnte, pflegte er sich sofort nach dem Büro ins Bett zu legen, weil er dort nie geraucht hatte.

● Beziehen Sie andere Menschen in Ihren Plan ein. Bitten Sie jemand, der Ihnen nahesteht, um moralische Unterstützung. Besprechen Sie mit ihm, wann Sie sich welche Belohnung gönnen wollen, und lassen Sie ihn daran teilnehmen, zum Beispiel an einem Weekend-Ausflug oder einem Theaterbesuch. Tun Sie sich mit anderen zusammen, die das gleiche Ziel haben. Sie werden erfahren, daß sie mit den gleichen Schwierigkeiten kämpfen, und können gute Ratschläge austauschen. Notfalls **Lassen Sie** genügt auch ein einziger Mensch, mit dem Sie das gleiche Ziel **sich helfen** anstreben.

Stillstand ist Rückschritt

Ich beglückwünsche Sie zu Ihrem Entschluß, aus gewohnten Bahnen auszubrechen und an der Entwicklung Ihrer Persönlichkeit zu arbeiten. Sie werden sehen, wieviel Sie aus eigener Kraft bewirken können. Sie verfügen nicht nur über Selbstheilungskräfte bei einem Schnupfen oder einer Lungenentzün-

113

dung, auch seelische Störungen zeigen die Neigung zur Selbstheilung, der Sie durch Aktivierung Ihrer inneren Kraftquellen wirksam nachhelfen können.

Bewegen Sie etwas in sich Nutzen Sie Ihr inneres Potential und bewegen Sie etwas in sich und in Ihrem Leben. Stillstand ist Rückschritt! Das gilt für innere wie für äußere Lebensumstände!

Ich spreche hier aus eigener Erfahrung. In einem Alter, in dem andere nur noch die Jahre bis zur Rente zählen, habe ich meine gesamte Existenz umgekrempelt, der Münchner Universitäts-Klinik, an der ich seit einem Vierteljahrhundert beschäftigt war, den Rücken gekehrt und am Tegernsee eine große Praxis für Naturheilverfahren eröffnet. Ein wenig weiche Knie hatte ich zu Anfang schon, ich gestehe es, aber welch ungeheures Lebensgefühl, wenn man sein Ziel erreicht hat!

Wie ich selbst und viele meiner Patienten werden Sie – sind Sie erst einmal aus dem Startloch heraus – die erstaunliche Erfahrung machen, daß Ihnen durch die verschiedensten »Zufälle« Hilfe zuteil wird, Menschen begegnen Ihnen, die Sie unterstützen, Ideen fallen Ihnen zu, Türen tun sich auf ... **Sie werden Hilfe finden**

Tips, die den Anfang erleichtern

• Es gibt Bücher, die Ihnen die Augen darüber öffnen können, welche Wurzeln Ihre Schwierigkeiten haben, die Ihnen darüber hinaus Lösungswege aufzeigen und Mut machen. Aus dem überreichen Angebot, das jede große Buchhandlung bereithält, finden Sie auf Seite 139 einige Titel zu den häufigsten Problemen.

• Das *Centrum für Selbstaktivierung* in Friedrichsdorf/Taunus, vor 15 Jahren von Rosemarie Schneider gegründet, ist als »Leuchtturm« gedacht, von dem Impulse, Aktionen und Ideen zum Wohle des einzelnen und der Gemeinschaft ausgehen sollen. Inzwischen gibt es aufgrund des großen Echos zahlreiche Treffpunkte im In- und Ausland. Sie dienen der gegenseitigen Unterstützung und Förderung, der Bewußtseinsfindung, der Vermittlung von Wissen und Inspiration. **»Leuchtturm«**

Die Kontaktadresse lautet: *Centrum für Selbstaktivierung*, Postfach 4 oder Rhönstraße 1, 6382 Friedrichsdorf/Taunus.

114

Methoden der Psychotherapie

Möglicherweise kommen Sie gemeinsam mit Ihrem Arzt zu dem Schluß, daß Sie zur Bewältigung Ihrer seelischen Probleme der Hilfe eines Fachmanns, also eines Psychotherapeuten, bedürfen. Jedoch schon hier beginnen Schwierigkeiten, die nicht zu unterschätzen sind.

Finden Sie »Ihren« Therapeuten

Nicht nur, daß Sie einen Therapeuten finden müssen, mit dem Sie sich auf gleicher Wellenlänge befinden – sonst brauchen Sie gar nicht erst in die Therapie einzusteigen! –, Sie sollten auch wissen, auf welche der inzwischen zahlreichen Methoden Sie sich einlassen, sind diese in ihrem Ansatz doch alle recht unterschiedlich, wobei Ihnen die eine Richtung durchaus mehr liegen kann als die andere. »Satteln Sie aber das falsche Pferd«, wird Ihre Erwartung, Hilfe zu erhalten, kaum erfüllt werden.

Eines aber steht außer Frage: Psychotherapie ist nicht gleich Psychotherapie. Da dieses Fachgebiet im Medizinstudium früher überhaupt nicht und auch jetzt nur sehr kursorisch vorkommt, wird auch Ihrem Arzt in den meisten Fällen der Überblick fehlen, um Sie sachkundig zu beraten. Dies auch deshalb, weil sich immer mehr psychotherapeutische Richtungen etablieren – inzwischen über 80! –, die nur schwer zu überblicken sind.

Viele verschiedene Richtungen

Wichtig: Die richtige Wahl

Jedoch sollten Sie als mündiger Patient eine so entscheidende Frage wie die Wahl Ihres Psychotherapeuten und damit der richtigen Methode nicht dem Zufall überlassen. Soweit es der Rahmen dieses Buches erlaubt, möchte ich Ihnen deshalb wenigstens in groben Zügen einige der gängigsten Richtungen der Psychotherapie erläutern, um Ihnen die Orientierung zu erleichtern.

• Sollten Sie sich eingehender informieren wollen, empfehle ich Ihnen folgende Bücher:

Einen knapp und sachlich gehaltenen Leitfaden stellt der *Therapieführer* von Bärbel Schwertfeger und Klaus Koch im Heyne Verlag dar.

Die Primadonnen der Psychotherapie heißt ein Buch von Vera Becker, erschienen im Junfermann Verlag, worin die Autorin durch Interviews mit hervorragenden Vertretern einzelner Therapierichtungen die Prinzipien der wichtigsten Methoden beleuchtet. Ich kann es ebenso empfehlen wie *Wenn Therapien schaden* von der gleichen Autorin.

115

Die Psychoanalyse nach Sigmund Freud

Die Psychoanalyse, von *Sigmund Freud* in Wien um die Jahrhundertwende konzipiert, steht hier nicht deshalb an erster Stelle, weil ich sie für die wirksamste und praktikabelste Methode halte, im Gegenteil: Immer mehr Kritiker beurteilen sie als überholt, zu langwierig, zu wenig erfolgreich und zu teuer.

Dennoch bleibt Freud das Verdienst, die Psychotherapie, die es bis dahin noch nicht gab, aus der Taufe gehoben und eine Theorie über die Gesetze entwickelt zu haben, denen unser Seelenleben unterliegt. Wesentliches Kernstück ist der Begriff des *Unbewußten,* einer Schicht unserer Psyche, in die alle Eindrücke, Erlebnisse und Erinnerungen »weggesteckt« werden, die unseren Denkapparat, unser Bewußtsein also, unnötig belasten würden.

Wesentliche Entdeckung: das Unbewußte

Notwendig ist dies deshalb, weil wir sonst durch die Fülle der aufgenommenen Signale restlos überfordert und aktionsunfähig wären. Nicht nur Sinneseindrücke, die für uns unwesentlich sind, werden hierdurch gefiltert, sondern auch unerfreuliche Erlebnisse, die uns im Augenblick aus der Bahn werfen würden und deren Verarbeitung wir uns für später aufheben, verschwinden erst mal in dieser Schublade.

Gefilterte Erlebnisse

Die Rolle des Unbewußten

Die bahnbrechende Entdeckung Freuds liegt nun in der Erkenntnis, daß die verdrängten Erfahrungen unter der Oberfläche unseres Bewußtseins weiterrumoren und uns auf unserem Lebensweg behindern können wie die Eisenkugeln an den Beinen der Galeerensklaven.

Neurosen nannte Freud solche Störungen, die sich in Form von Minderwertigkeits- oder anderen Komplexen, Angstzuständen, Zwangshandlungen, Depressionen, Hysterie, aber auch als körperliche Störungen wie Herzbeschwerden, Migräne, Kopfschmerzen, Asthma, Magengeschwüre, Darmerkrankungen oder unbestimmte Schmerzzustände äußern.

Die Rolle des Unbewußten – und daraus resultierende seelische Symptome – wird auch von den meisten psychotherapeutischen Richtungen, die sich in den letzten Jahrzehnten entwickelt haben, anerkannt. Unterschiedlich sind nur die Wege, wie man ans »Eingemachte« herankommt und damit umgeht.

Verschiedene Wege, damit umzugehen

Freud – und so wird in der klassischen Analyse auch heute

116

noch verfahren – ging so vor: Er legte den Patienten auf die berühmte »Couch« und ließ ihn alles aussprechen, was ihm gerade an Gedanken und Erinnerungen in den Sinn kam. *Freie Assoziation* nannte er dieses Fabulieren, wobei die Inhalte des Unterbewußten wie Blasen an die Oberfläche des Bewußtseins blubbern.

Träume und das Unbewußte

Auch die Träume, die der Patient berichtet, gewähren Einblick in die Untiefen des Unbewußten und machen Deutungen möglich. Wieder bewußt gemacht, verlieren die verdrängten Erlebnisinhalte ihre krankmachende Potenz.

Jedoch ist auch eine seelische Umstrukturierung nötig, bei der der Therapeut eine tragende Rolle spielt. Freud hatte nämlich bemerkt, daß die Patienten ihre Gefühle, von denen sie beim Erinnern erfüllt wurden, auf ihn übertrugen. Hatte jemand also als Kind unter einem autoritären Vater zu leiden, fing er jetzt an, den Therapeuten dafür zu hassen; bekam er zu wenig Liebe von seiner Mutter, versuchte er, solche Zuwendung nun ebenfalls von diesem zu erhalten. Der Therapeut fungiert also gewissermaßen als Ersatzfigur und benutzt diesen Umstand, indem er nun seinerseits – man nennt dies *Gegenübertragung* – richtig reagiert und damit das frühere falsche Verhalten der Eltern löscht.

Zu einem guten Ende gebracht, hat eine solche Analyse tatsächlich eine stabilisierende Wirkung, die die Bezeichnung *Tiefenpsychologie* verdient. Es soll auch nicht bestritten werden, daß viele Patienten davon Gutes berichten können.

Schwächen der klassischen Psychoanalyse

Wesentlich häufiger trifft man jedoch auf Menschen, denen auch nach längeren Bemühungen durch die Psychoanalyse nicht geholfen werden konnte, denen es sogar teilweise hinterher schlechter geht als vorher. Bei ihnen war es dem Therapeuten dann zwar gelungen, ihr Seelenleben auseinanderzunehmen, nur mit dem Zusammensetzen hatte es nicht geklappt.

Eine zeitaufwendige Methode

Ein weiterer Minuspunkt ist die Zeitaufwendigkeit der Methode. Eine tiefgreifende umstrukturierende Psychoanalyse dauert zwischen 200 und 800 Stunden, also bis zu fünf Jahren! In Geld ausgedrückt kommt man, bei einem durchschnittlichen Stundenhonorar von 120 DM, auf die stattliche Summe von 24000 bis 96000 DM. Auch dies ist vielleicht ein Grund, weswegen 30 bis 60 von 100 Patienten die Therapie vorzeitig abbrechen.

Allerdings sind inzwischen auch analytische Kurzbehandlungen entwickelt worden. Voraussetzung dafür ist jedoch eine leichtere Form der Neurose, die noch nicht länger als ein Jahr andauert, die Möglichkeit, den Konfliktherd schnell herauszufinden, und eine gewisse Selbstsicherheit des Patienten. Analytisch orientierte Gruppentherapien werden – wohl auch aus Gründen der Kostendämpfung – ebenfalls mittlerweile angeboten.

Alternative: Gruppentherapie

Weitere Kritik setzt an der Einseitigkeit von Freuds Grundauffassung an: Er führt seelische Störungen pauschal auf die Unterdrückung frühkindlicher Triebe und Bedürfnisse zurück, nämlich während der oralen Phase (Saugen und Mundkontakt), der analen Phase (Stuhlentleerung und Sauberkeitserziehung) und der ödipalen Phase (Begehren des gegengeschlechtlichen Elternteils).

Seine Schüler *Alfred Adler* und *C. G. Jung* haben diese doch sehr eingeschränkten und überdies nicht mehr in unsere Zeit passenden Ursachen einer neurotischen Störung wesentlich weiter gefaßt, worin ihnen viele Therapeuten gefolgt sind.

Ein weiterer Nachteil der psychoanalytischen Methode muß darin gesehen werden, daß sie bei dem Patienten ein gutes verbales Ausdrucksvermögen voraussetzt und damit nicht für alle sozialen Schichten geeignet ist.

• Bücher, die zusätzlich informieren:
Der neurotische Mensch in unserer Zeit, Karen Horney, Kindler Verlag;
Sigmund Freuds Psychoanalyse – Größe und Grenze, Erich Fromm, dtv 15017.

Primärtherapie

Arthur Janovs Primärtherapie fußt auf dem Gedanken Freuds, setzt lediglich einige andere Akzente. Geht die Psychoanalyse davon aus, daß Neurosen durch Störungen im Ausleben frühkindlicher Triebe entstanden sind, die – aus dem Unbewußten ans Tageslicht gebracht, erinnert und bewußt gemacht – ihre krankmachende Potenz verlieren, so zielt Janovs Primärtherapie darauf ab, den *Urschmerz* der Vergangenheit zu erfühlen und noch einmal zu durchleiden.

Den »Urschmerz« noch einmal erleben

Dadurch soll der Panzer, mit dem sich das Ich umgeben hat und durch den es sich von seinen Gefühlen abblockt, geknackt werden. Besonders die prägenden Erlebnisse des ersten Lebensjahres und der Geburt sollen dabei bearbeitet werden.

Die letzten 24 Stunden vor der Therapie muß der Patient völlig allein und ohne jeden Kontakt zur Außenwelt, etwa in einem Hotelzimmer, zubringen und darf sich auch nicht durch Lesen oder Fernsehen ablenken. Dann folgt eine dreiwöchige Intensivbehandlung, anfangs in täglichen mehrstündigen Einzelsitzungen.

Eine intensive Therapie

Nach der dritten Woche wird der Patient einer »postprimären« Gruppe zugeteilt, die sich ein- bis zweimal in der Woche trifft.

Durch gruppendynamisch gesteigertes Agieren, tiefes, forciertes Atmen, rhythmische Körperbewegungen und intensives Hineinsteigern soll sich der Patient in Kontakt bringen mit seinen im Verborgenen schlummernden Gefühlen aus früheren Zeiten und sie neu erleben.

Dies so intensiv, daß Beschreibungen solcher Sitzungen anmuten wie Szenen aus dem Fegefeuer. Die Beteiligten winden sich in Qualen, zucken, stöhnen, weinen, stoßen die berühmten Urschreie aus, wimmern nach Vater und Mutter, erbrechen und fallen manchmal sogar in Ohnmacht.

Die dramatische Auslösung von Affekten soll die aufgebauten Abwehrmechanismen zusammenbrechen lassen und infolge des krisenhaften Durchlebens früherer Verletzung zur seelischen Befreiung führen.

Seelische Befreiung

Kritiker der Primärtherapie wie der Arzt und Psychotherapeut Alexander Lowen warnen vor diesem drastischen Vorgehen: Primärtherapeuten würden sich zu wenig darum kümmern, ob der jeweilige Patient die Belastung auch aushalten könne. Sie hätten keine Techniken, den Patienten zu helfen, die Gefühle zu halten. Sie würden mehr öffnen, als der Mensch verkraften könne.

Auch Vera Becker warnt in ihrem Buch (siehe unten) vor der Primärtherapie, weil damit nicht nur genützt werden könne – wofür Beweise sicherlich nicht fehlen –, sondern unter Umständen auch geschadet. In jedem Fall ist diese im Prinzip einleuchtende Methode nur etwas für starke Naturen!

Nur für starke Naturen

• Bücher, die zusätzlich informieren:

Der Urschrei, Arthur Janov, Fischer Verlag;

Anatomie der Neurose, Arthur Janov, Fischer Verlag;

Wenn Therapien schaden, Vera Becker, Junfermann Verlag.

119

Katathymes Bild-Erleben

Auch bei diesem von *Hanscarl Leuner* entwickelten Verfahren handelt es sich um eine analytisch orientierte Methode insofern, als auch hier mit Inhalten des Unbewußten gearbeitet wird (katathym kommt aus dem griechischen, *kata* = herab und *thymos* = die Seele, heißt also wörtlich *zur Seele herab*).

Während bei der klassischen Psychoanalyse das Wort im Vordergrund steht, also Reden und Aussprechen, produziert der entspannt auf der Couch liegende Patient beim katathymen Bild-Erleben Bilder, die als Tagtraum vor seinem inneren Auge ablaufen.

Regisseur der inneren Bilder

Der Therapeut bittet den Patienten, sich ein bestimmtes Motiv vorzustellen, den Faden fortzuspinnen, daraus eine Geschichte zu machen, sozusagen als sein eigener Regisseur zu fungieren. Der Therapeut leitet ihn dabei nach gewissen, praktisch erprobten Prinzipien, macht Vorschläge, die angenommen werden können, aber nicht angenommen werden müssen.

Durch diese bildhaften Vorstellungen sollen Gefühle mobilisiert, unbewußte Motivationen und Abwehrhaltungen aufgedeckt und gemeinsam mit dem Therapeuten interpretiert werden. Schon während der Sitzung werden dem Patienten auf diese Weise Konflikte klar, deren Problematik durchgesprochen und Lösungswege aufgezeigt. 10 bis 60 Sitzungen, anfangs zweimal, später einmal wöchentlich, werden durchschnittlich für diese sympathische, schonende und sehr effektvolle Therapie veranschlagt, die sich übrigens auch sehr gut für Kinder und Jugendliche eignet.

Eine bewährte Methode

Verhaltenstherapie

Für diese Richtung, die in der heutigen Psychoszene eine tragende Rolle spielt, geht es nicht um das Erkennen von Ursachen seelischer Störungen oder das Aufklären von Kindheitstraumen. Grundsatz der Verhaltenstherapie ist: Seelische Störungen und fehlerhaftes Verhalten hängen oft damit zusammen, daß wir etwas *falsch gelernt* haben. Und alles, was wir einmal gelernt haben, können wir auch wieder verlernen. Nach dem Motto »gewußt, wie« läßt sich die Verhaltenstherapie dazu eine Menge Trickreiches einfallen.

Falsch Gelerntes »verlernen«

Phobien »abbauen«

Anhand von Angstzuständen, *Phobien* (→ Seite 25), kann dieses Vorgehen besonders gut verdeutlicht werden. Verläßt ein Patient das Haus nicht mehr, weil ihm beim Betreten von Plätzen vor Angst der Schweiß ausbricht und er in Ohnmacht zu fallen droht, so wird er – ähnlich wie bei einer Allergie gegen Pollen – in kleinen Schritten dagegen desensibilisiert.

Die angsteinflößende Situation wird in Einzelabläufe zerlegt. In sich langsam steigernden Schwierigkeitsgraden wird der Patient mit seiner Angstvorstellung konfrontiert und überwindet diese schrittweise durch immer wiederholte Übungen, die vorher in einem festen Plan »vertraglich« mit ihm abgesprochen wurden.

Schritt für Schritt vorgehen

Richtiges Verhalten verstärken

So muß sich der Patient zunächst nur einen Platz vorstellen, sich dann in Gedanken dem Platz nähern, später dann in der Realität sich zunächst in gewissem Abstand von dem Platz aufhalten, mit dem Therapeuten, danach ohne ihn, immer weiter in den Platz hineingehen und ihn schließlich überqueren. Verstärkt wird das richtige Verhalten durch ein System von Belohnungen und Vergünstigungen, um bei dem Patienten Selbstvertrauen und Sicherheit aufzubauen.

Bewährt hat sich ein verhaltenstherapeutisches Vorgehen auch bei *Zwängen*, zum Beispiel dem Waschzwang, bei *Neurosen, Depressionen, Abhängigkeiten* und *psychosomatischen Erkrankungen* wie funktionellen Herz- und Verdauungsbeschwerden oder Asthma.

Neben dem Verlernen unerwünschter Verhaltensweisen werden nach dem gleichen Muster systematisch auch bisher nicht erlernte, jedoch wichtige positive Verhaltensweisen eingeübt, wodurch sich auch Partnerschaftsprobleme günstig beeinflussen lassen.

Meist wird eine Therapiestunde pro Woche durchgeführt. Die Behandlungsdauer kann bei einer nicht zu schweren Störung mit etwa 40 Stunden veranschlagt werden.

Erfolge sprechen für sich

Kritiker monieren, daß man mit der verhaltenstherapeutischen »Dressur« an einer zu oberflächlichen Ebene der Seele arbeitet und die wahren Brocken weiter unaufgelöst in der Tiefe lagern. Jedoch sprechen die Erfolge dieser pragmatischen Methode für sich.

Neurolinguistische Programmierung (NLP)

In der nicht sehr glücklichen Bezeichnung dieser psychotherapeutischen Richtung, die wegen ihres Erfolges immer mehr Anhänger findet, kommt der Zusammenhang zwischen Nervensystem (Neuro), Sprache (Linguistik) und inneren Denkprogrammen zum Ausdruck.

Was zeichnet die Erfolgreichen aus?

Ihre Initiatoren *Richard Bandler* und *John Grinder,* Mathematiker, Computerfachmann und Psychotherapeut der eine, Linguist der andere, kamen auf die Idee, herauszufinden, was erfolgreiche Menschen auszeichnet. Sie studierten, was diese denken, glauben, wie sie mit sich selbst und anderen umgehen, wie sie ihre Ziele in die Realität umsetzen. Fazit: Alle waren Meister der Kommunikation! Vor allem hatten sie eine höchst wirksame Strategie entwickelt, sich selbst und damit ihr Verhalten zu programmieren und sich ihre eigenen inneren Kraftquellen nutzbar zu machen.

Meister der Kommunikation

Hieraus wurden im Laufe der Jahre zahlreiche Strategien gewonnen, die sich in therapeutischen Situationen bewähren. Was wir fühlen – so eine der grundlegenden Annahmen der NLP –, ist nicht das objektive Resultat dessen, was uns im Leben widerfahren ist, sondern das Ergebnis unserer persönlichen Interpretation dessen, was geschieht. Wir selbst geben den Geschehnissen ihre Bedeutung.

Negative Glaubenssätze –

Daraus bilden wir dann unsere Weltanschauung, unsere »Glaubenssätze« über uns selbst und unsere Umwelt. Jeder von uns aber engt sich durch negative Glaubenssätze ein, dadurch also, was er glaubt, *nicht* zu sein, *nicht* zu können, *nie* zu erreichen. Verständlich, daß wir mit solchen Bremsklötzen am Bein nicht zu höher gesteckten Zielen abheben können.

– durch positive ersetzen

Diese Glaubenssätze werden nun mit Hilfe einer speziellen Technik, die sich unsere eigenen positiven Seelenkräfte zunutze macht, gelöscht und durch positive ersetzt. Unser Gehirn funktioniert nämlich ähnlich wie ein Computer, es produziert nur die Programme, die wir vorher eingegeben haben. Und da wir Herr über unseren Denkapparat sind oder wenigstens sein sollten, steht es uns frei, hier Veränderungen vorzunehmen, die uns fördern, statt uns zu behindern.

Dabei werden Vorstellungen mit stark bildhaftem Charakter verwendet, da unser Unterbewußtsein, das in den Prozeß eingebunden werden muß, hierauf besser anspricht. Außer dem visuellen werden auch unsere anderen Sinne, Hören, Fühlen und Schmecken, in die Vorstellungen eingeschaltet, um diese zu intensivieren.

Leitbilder »sehen« lernen
So lassen sich Leitbilder von dem, was wir sein oder erreichen möchten, in Großformat und in unseren Lieblingsfarben leuchtend vor unser inneres Auge zaubern, untermalt von einer beschwingten Melodie und durchdrungen von einem Gefühl der Kraft, Wärme und Leichtigkeit.

Negative Erlebnisse oder angsterzeugende Vorstellungen können in unserem Computer gelöscht werden, indem wir sie uns in Grautönen, Schwarz-Weiß, verschwommen, klein und kleiner werdend vorstellen.

Eine wichtige Strategie ist auch, frühere Erlebnisse oder schlechte Erfahrungen, die wir mit anderen gemacht haben, in unserem Kopf umzudeuten, uns zu überlegen, was sie dennoch Gutes für uns hatten, sie einfach mit einem positiven statt einem negativen Vorzeichen zu versehen; oder auch uns mit Teilen unserer eigenen Persönlichkeit, die uns anscheinend bekämpfen und schaden wollen, auszusöhnen, indem wir, statt ihnen nur Böses zu unterstellen, ihnen auch verborgene gute Absichten zubilligen.

Positives Denken ändert unser Verhalten
Haben wir unserer Inneres auf diese Weise richtig programmiert, ändert sich damit schon unser Verhalten nach außen. Darüber hinaus ist das Kommunikationstraining unseren Mitmenschen gegenüber ein wichtiges Anliegen der NLP, ergeben sich doch die meisten Schwierigkeiten daraus, daß wir nicht richtig mit unseren Arbeitskollegen oder Familienmitgliedern umgehen, uns nicht genügend auf andere einstellen. Hinzukommt, daß die NLP sehr wirksame Strategien anzubieten hat, um die eigenen Ziele zu verwirklichen. Der Verhaltenstherapie (→ Seite 120) mit vorwiegend übenden Verfahren und Verstärkung durch Belohnung hat die NLP voraus, daß sie Veränderungen auf sehr viel kürzere und effektivere Weise erreicht.

In meiner Praxis bin ich immer wieder verblüfft darüber, wie rasch und tiefgreifend es mit dieser Methode oft gelingt, Blockierungen einfach durch Umstrukturierung eingefahrener Denkprogramme zu lösen.

Bewährt bei Krisen
Auch in der Krisenintervention hat sich NLP bewährt. Äußerst sympathisch ist mir dabei auch die optimistische und menschenfreundliche Grundeinstellung dieser Methode, die,

123

anders als die analytischen Richtungen, darauf verzichtet, ständig im Negativen zu wühlen und so den Patienten weiter darauf zu fixieren.

• Bücher, die zusätzlich informen:
Denken, Fühlen, Leben, Daniela und Claus Blickhan, MVG-Verlag.
Grenzenlose Energie – das Power-Prinzip, Anthony Robbins, Rentrop Verlag (sehr gut, aber sehr teuer!).

• Kontaktadresse für NLP → Seite 137.

Transaktionsanalyse

Der Erfinder der Transaktionsanalyse, *Eric Berne,* übernahm in seiner Methode in Anlehnung an Freud dessen Begriffe der verschiedenen Bewußtseinsebenen – das Über-Ich, das Ich und das Es –, nannte sie statt dessen aber *Eltern-Ich, Erwachsenen-Ich* und *Kind-Ich*. Zwischen diesen verschiedenen Ich-Zuständen pendeln wir, nach Bernes Erkenntnis, oft in kurzen Intervallen hin und her, schlüpfen gewissermaßen wie Schauspieler immer wieder in ein anderes Kostüm, in dem wir uns unseren Mitmenschen präsentieren:

Unsere »Ich«-Zustände

• Das Eltern-Ich benimmt sich meist schulmeisterlich, besserwisserisch, moralinsauer, pathetisch, mit erhobenem Zeigefinger. Oder es gibt sich übertrieben fürsorglich, liebt weitschweifige Erklärungen und läßt die Vernunft sprechen, scheut nicht vor Gemeinplätzen darüber zurück, was »man« tut oder nicht.

Eltern-Ich

• Das Erwachsenen-Ich orientiert sich sachlich an der Realität ohne großen Gefühlsaufwand, schätzt Zusammenhänge richtig ein, funktioniert rational wie ein Computer.

Erwachsenen-Ich

• Das Kind-Ich verkörpert Spontaneität und Kreativität. Es handelt rasch, ohne lange nachzudenken, steckt voller Temperament und Einfälle, ist heiter und verspielt, manchmal auch trotzig wie Rumpelstilzchen. Streicheleinheiten von seiner Umgebung braucht es wie die Luft zum Atmen. Wenn es keine positiven Signale erhält, provoziert es seine Mitmenschen so lange, bis es wenigstens negative Zuwendung für sich verbuchen kann, ähnlich wie das Kleinkind, das seine Eltern so ausdauernd nervt, bis sie wütend werden.

Kind-Ich

Ein gesunder Mensch paßt sich den jeweiligen Gegebenheiten so an, daß er diese im adäquaten Ich-Zustand bewältigt. Auf

124

einer Party werden Sie glänzen, wenn Sie im Kind-Ich dort hingehen, locker und unbeschwert plaudern, sich offen, heiter und vielleicht ein wenig ausgelassen geben. Kehren Sie dort dagegen Ihr Eltern-Ich heraus, werden Sie zu den wenig beliebten Gästen gehören, die die anderen mit bierernstem Dozieren über ihr Lieblingsthema zum Gähnen bringen.

Eine Geschäftskonferenz aber wird ein Erfolg, wenn sich alle Teilnehmer im Erwachsenen-Ich befinden und die Probleme sachlich-rational angehen. Sind einige hitzige Querköpfe im Kind-Ich darunter, die ihre Emotionen nicht zügeln können, kommt meist nicht viel dabei heraus.

Wenn das Gleichgewicht gestört ist

Seelische Störungen entstehen, wenn das dynamische Gleichgewicht zwischen den verschiedenen »Personen«, die wir auf diese Weise in uns vereinen, gestört ist. Wenn Sie Ihre Mitmenschen – oder vielleicht auch sich selbst? – daraufhin einmal kritisch unter die Lupe nehmen, werden Sie unschwer erkennen, daß Berne mit seiner Sicht unserer verschiedenen Gemütszustände ins Schwarze getroffen hat.

Häufig anzutreffen sind Menschen, die im angepaßten Kind-Ich steckengeblieben sind, zu allem Ja und Amen sagen, immer brav tun, was andere von ihnen verlangen. Häufig ist in diesen Fällen eine Ehe-Konstellation anzutreffen, in der sich der Mann permanent im Eltern-Ich befindet. Oder es gibt Menschen, die immer rasch beleidigt sind oder zu unkontrollierten Wutausbrüchen neigen wie Kleinkinder.

Im Gegensatz dazu sind zwanghafte Menschen mit starren Lebensregeln, einengenden Gewohnheiten, Grundsätzen und Vorschriften, die sie sich selbst machen, im Eltern-Ich fixiert.

Es liegt auf der Hand, wie störend und behindernd sich ein Ungleichgewicht zwischen diesen verschiedenen Ich-Zuständen nicht nur für den einzelnen auswirken muß, sondern daß dadurch auch Sand in das Getriebe zwischenmenschlicher Beziehungen gerät.

Welche Muster sind wirksam?

In der Transaktionsanalyse wird – einzeln oder in der Gruppe – durchleuchtet, welche Aktionsmuster die jeweilige Person auf andere überträgt. Auch lernt man hier, wie man mit anderen umgeht, die sich in einem unangemessenen Gemützustand befinden.

Stehen Sie beispielsweise hinter einem Schalter und es beschimpft Sie ein Kunde wüst wegen einer Sache, für die Sie gar nichts können, so widerstehen Sie der Versuchung, sich

125

ebenfalls ins Kind-Ich zu bringen und ihm patzig zu antworten. Bleiben Sie im Erwachsenen-Ich, setzen Sie ihm die Situation sachlich auseinander und gönnen Sie ihm vielleicht noch eine Streicheleinheit, indem Sie ihm sagen, wie gut Sie seine Wut verstehen können.

Sie werden sehen, wie schnell sich die Wogen glätten und Sie dem Kunden helfen können, wieder ins vernünftige Erwachsenen-Ich zurückzufinden. Nicht umsonst hat die Transaktionsanalyse auch Eingang in Personalschulungen und Management-Seminare gefunden.

Bewährt in Management-Seminaren

• Bücher, die zusätzlich informieren:
Spiele der Erwachsenen, Dr. Eric Berne, Rowohlt Verlag.

Gestalt-Therapie

Anfang der sechziger Jahre bildete sich in den USA – neben den zwei Hauptströmen der Psychotherapie, der Psychoanalyse und der Verhaltenstherapie – die *Humanistische Psychologie* als sogenannte »Dritte Kraft«. Die Gestalt-Therapie von *Frederick S. Perls* spielt hier eine tragende Rolle.

Sie vertritt einen ganzheitlichen Ansatz der Psychotherapie, die den Menschen als Einheit aus Psyche, Körper und Geist auffaßt. Ebenso wird der Rahmen, in dem er sich bewegt, die Natur und das Universum, als zusammenhängendes Ganzes gesehen. Menschen und Umwelt befinden sich dabei in einem ständig wechselnden Prozeß, in dem sich die Augenblicke des Gegenwärtigen wie Perlen an einer Kette aneinanderreihen.

Körper, Geist und Seele – eine Einheit

Ziel der Therapie ist es, dem Patienten zu »vollem Menschsein« zu verhelfen, seine Bewußtheit zu entwickeln, so daß er – stets im Jetzt und Hier präsent – sein Selbst so vollständig wie möglich verwirklichen kann. Dabei sollte er, des geschehenen Erlebens ständig gewahr, in Kontakt mit seinen Gefühlen sein und den Phänomenen, die ihn umgeben, jederzeit seine volle Aufmerksamkeit zuwenden.

Nur »Jetzt« ist wichtig

»Jetzt« ist deshalb auch der eine Pfeiler der Gestalt-Therapie. *Jetzt* umfaßt alles, was geschieht. Die Vergangenheit liegt hinter uns, die Zukunft noch vor uns, zählen tut nur der gegenwärtige Augenblick.

»Wie« ist der zweite Pfeiler, der sich auf unser Verhalten bezieht, auf alles, was fortwährend geschieht und ein Verhalten

126

von uns herausfordert. Eine Neurose entsteht vor allem dann, wenn der Mensch die Realität meidet, der Konfrontation mit ihr ausweicht, Konflikten aus dem Wege geht und statt dessen versucht, die Verantwortung auf andere abzuwälzen, kurz gesagt, Kind zu bleiben.

Lernen, frei zu entscheiden

Statt sich dem Diktat von Zwängen zu beugen, die uns vorschreiben wollen, was wir vermeintlich alles »sollen« und »müssen«, ist die freie Entscheidung zu Notwendigem gefragt. Der Therapeut übernimmt es, dem Patienten »hier und jetzt« seinen Konflikt bewußt zu machen, ihm aus seinen Vermeidungs-Strategien herauszuhelfen und ihn in seine Ganzheit zu führen, die Perls mit dem Begriff »Gestalt« gleichsetzt.

Unser großes Potential

Das Menschenbild der Gestalt-Therapie geht davon aus, daß jeder von Geburt an mit einem großen Potential an Liebe, Freude, Gesundheit und Kreativität ausgestattet ist, den Wunsch nach Wachstum und Entfaltung seiner Persönlichkeit sowie die Möglichkeit zur Selbstheilung bei seelischen Störungen in sich trägt.

Die Therapie findet, jeweils einmal pro Woche, einzeln oder in Gruppen statt. Sie kann je nach der Schwere des Falles von 20 Stunden bis zu fünf Jahren dauern.

• Bücher, die zusätzlich informieren:

Gestalt-Therapie. Grundlagen, Frederick S. Perls/Ralph F. Hefferline/Paul Goodman, dtv 15086.

Klientenzentrierte Gesprächstherapie

Bei dieser von *Carl R. Rogers* begründeten Methode tritt der Therapeut völlig in den Hintergrund. Der Ratsuchende, hier Klient genannt, soll vielmehr im Verlauf des therapeutischen Gesprächs selbst auf die Lösung seiner Probleme kommen.

Klient und Therapeut sind Partner

Aufgabe des Therapeuten ist es zunächst einmal, dem Klienten das Gefühl zu geben, in ihm einen Partner gefunden zu haben, der ihm Anteilnahme und Wärme entgegenbringt und bereit ist, sich mit Verständnis und Geduld alles anzuhören, was ihm der Klient mitteilen möchte.

Allein dadurch ist bereits ein therapeutischer Faktor gegeben, vermissen doch heutzutage viele im eigenen Umfeld meist schmerzlich einen einfühlsamen Zuhörer. So erleichtert es bereits, das ganze Sorgenpaket einmal bei einem anderen Menschen abladen zu können. Durch Fragen bringt der Therapeut den Klienten dazu, sich Gedanken über die Hintergründe seiner Probleme zu machen und zu erforschen, inwieweit er selbst daran beteiligt ist.

Erwähnt der Klient von sich aus Möglichkeiten, besser mit seinen Problemen umzugehen, oder fallen ihm vernünftige Wege zu ihrer Lösung ein, so bestärkt ihn der Therapeut darin, indem er dies öfter wiederholt. Dieser »Echo-Effekt« motiviert den Klienten, seine Gedanken weiterzuverfolgen und in die Tat umzusetzen.

Der »Echo-Effekt«

Obwohl sich der Therapeut intensiv in den Klienten hineinversetzt und ihm das Gefühl von freundlicher Zuwendung und Verstandensein vermittelt, erteilt er grundsätzlich keine Ratschläge, auch wenn ihn der Klient noch so dringend darum bittet. Er bleibt neutral, verfügt der Mensch, nach Rogers, doch über genügend Selbstheilungskräfte, um sich »am eigenen Schopf« aus dem Sumpf einer seelischen Krise zu ziehen.

Der Therapeut fungiert dabei nur als Geburtshelfer, geheilt hat sich der Klient am Ende aus eigener Kraft. Dieses Erlebnis wird ihn dazu ermutigen, auch in Zukunft die ihm selbst innewohnenden Reserven zu mobilisieren und sich nicht auf fremde Hilfe zu verlassen.

Heilung aus eigener Kraft

Die klientenzentrierte Gesprächstherapie hat sich besonders bei Patienten mit ungelösten inneren Konflikten bewährt, die unter Ängsten, Unruhe, seelischer Verkrampfung bis hin zu psychosomatischen, also seelisch bedingten körperlichen Beschwerden leiden. Sehr gut ist die Methode für Kinder und Jugendliche geeignet wie auch für alle Menschen, die einen neuen Lebensabschnitt nicht bewältigen.

Eine bewährte Methode

Die Behandlungsdauer, einzeln oder in Gruppen, variiert zwischen 25 bis 60 Stunden.

• Bücher, die zusätzlich informieren:

Gesprächstherapie. Was sie kann, wie sie wirkt und wem sie hilft, Jürgen Höder, PAL-Verlag.

128

Familientherapie

Da wir nicht als Einzelwesen leben, sondern in irgendeiner Form immer in unsere Familie eingebunden und deren prägenden Einflüssen ausgesetzt sind, ist es notwendig, die möglicherweise pathologischen Interaktionen zwischen den einzelnen Mitgliedern mit in Betracht zu ziehen.

Die Familie – ein lebender Organismus

Versteht man die Familie als lebenden Organismus, so kann er als solcher erkranken, oder ein kranker Teil kann seine vergiftende Wirkung auf die gesunden Teile ausdehnen. Selbst ein erfolgreich behandeltes Individuum wird also einen Rückfall erleiden können, wenn es der alten belastenden Familiensituation ausgesetzt wird; oder ein anderes Familienmitglied bekommt statt dessen eine Störung, weil die bisher eingespielte Balance aus den Fugen geraten ist.

Rollenverhalten

Im Ensemble der Familie spielt jeder eine bestimmte Rolle, die er sich oft nicht mal selbst ausgesucht hat, sondern die ihm von der Person zugewiesen wurde, die als Hauptdarsteller fungiert. Hier läßt sich eine Vielzahl faszinierender Variationen beobachten mit Auswirkungen für den einzelnen, die oft sein ganzes Leben beeinflussen bis hin zur Berufs- und Partnerwahl und zur Erziehung seiner Kinder.

Einige Beispiele

Da gibt es die kränkelnde, ängstliche Mutter, die es versteht, bei den anderen ständig Schuldgefühle zu erzeugen, und um sich herum ein Schonklima wie in einem Sanatorium schafft; da gibt es den alles dominierenden Vater, dessen Erziehung nach streng »ethischen« Grundsätzen seinen Kindern entweder das Rückgrat bricht oder sie in den Terrorismus treibt, auf alle Fälle aber erreicht, daß die Söhne noch als Erwachsene Schweißausbrüche bekommen, wenn sie zu ihrem »Chef« gerufen werden; oder die verwöhnte Tochter, die ihre Eltern tyrannisiert, als wären sie ihre Dienstboten, was diese letztlich wiederum eigenem Fehlverhalten zuzuschreiben haben; oder die alles beherrschende Mutter, die ihre Kinder in Abhängigkeit hält, weil sie selbst mit sich nicht klarkommt; oder der Ehemann, der sich im Leben unterbewertet fühlt, dafür aber zu Hause Randale macht und seiner Frau keinen eigenen Lebensraum zubilligt, wofür diese dann mit chronischen psychosomatischen Beschwerden zahlt ... So ließe sich diese Liste beliebig fortsetzen.

Das Klima einer gesunden Idealfamilie (aber wo gibt es die schon?) sollte getragen sein von gegenseitiger Wertschätzung,

129

Der Sünden-
bock in der
Familie

dem Bemühen, jeden in seiner Eigenart anzuerkennen, zu fördern und sich entfalten zu lassen. Häufig anzutreffen ist dagegen, daß Angehörige als Sündenböcke benutzt werden und
dazu herhalten müssen, die eigenen Ängste oder Unzulänglich-
keiten zu überdecken. Insofern ist die Familientherapie, die sich
seit 40 Jahren, aus den USA stammend, auch bei uns etabliert
hat, nicht mehr wegzudenken.

Unerläßlich ist natürlich die Einsicht auch der scheinbar nicht
unmittelbar betroffenen Familienmitglieder, sich einer solchen
Therapie anzuschließen. Das ist nicht immer einfach, muß doch
manch einer seine Rolle revidieren und eingeschliffene Verhaltensweisen aufgeben, mit denen er sich in seinem Leben seit
Jahr und Tag eingerichtet hat.

Die Bereitschaft zur Selbsterforschung und Veränderung ist, gerade bei Männern, oft nicht sehr ausgeprägt. Dabei geht es hier
– ebenso wie in der Ehe- und Partnerschaftsberatung – nicht
um Schuldzuweisungen, sondern darum, mit Hilfe besonders
geschulter Therapeuten eine Annäherung zwischen den Familienmitgliedern zu erreichen, Konflikte zu lösen, die Kommunikation zu verbessern und ein neues Gleichgewicht herzustellen.

Es geht nicht
um Schuld-
zuweisungen

Verschiedene
Methoden

Zur Anwendung kommen in der Familientherapie verschiedene
Methoden wie Gesprächstherapie, Rollenspiele, Verhaltenstherapie, Psychoanalyse. Meist wird mit der Familie zunächst ein
Vertrag auf Probe über drei bis fünf Stunden geschlossen. Je
nach Schwierigkeit sind zwischen 15 und 50 Stunden zu veran-
schlagen. Familientherapie wird auch von staatlichen und kirch-
lichen Stellen angeboten.

• Bücher, die zusätzlich informieren:
Patient Familie, Horst Eberhard Richter, Rowohlt Verlag;
Familientherapie in Aktion, Virginia Satir, Junfermann Verlag.

Logotherapie

Die von dem Wiener Psychiater *Victor Frankl* konzipierte psychotherapeutische Richtung hebt sich deutlich von allen anderen, vor allem der analytischen Auffassung ab.

Sie sieht den Menschen als geistiges Wesen mit einem Stre-
ben zum »Sinn« (aus dem griechischen *logos* = Sinn). So geht
es ihr auch nicht darum aufzudecken, wodurch seelische Störungen entstanden sind oder wodurch der Mensch zum Opfer

Der Mensch
als geistiges
Wesen

130

des Schicksals geworden ist. Schuldabwälzungen auf Mütter, Väter, Lehrer, Geschwister oder gleich die ganze Gesellschaft machen nicht gesünder – das ist eine der Grundüberzeugungen der Logotherapeuten.

Auch gegen den modernen Trend der »Selbstverwirklichung« erhebt die Logotherapie Einwände, vor allem, wenn diese auf Kosten anderer durchgesetzt werden soll. Über die von vielen psychotherapeutischen Richtungen vorrangig angestrebte Hebung des Selbstwertgefühls stellt die Logotherapie die Stärkung des *Lebenswertgefühls*. Dies entsteht vor allem dann, wenn wir etwas Sinnvolles tun und unser Leben uns dadurch lebenswert erscheint.

Das Lebenswertgefühl stärken

»Selbsttranszendenz« nennt Victor Frankl unsere spezifisch menschliche Fähigkeit, über uns selbst hinauszuwachsen, etwas Sinnerfülltes zu schaffen, uns einer Liebe hinzugeben, für jemanden oder für etwas dazusein, Verantwortung zu übernehmen, Opfer zu bringen, uns für eine Aufgabe einzusetzen.

Die Logotherapie macht es sich deshalb zum Anliegen, Menschen in einer Notlage dabei zu helfen, solche Sinninhalte in ihrem Leben aufzuspüren. Diese können in neuen Aktivitäten gefunden werden oder – in Fällen, in denen Handeln nicht möglich ist – in einer Änderung der Einstellung zu unabänderlichen Gegebenheiten unseres Lebens: Im tapferen Annehmen, dem Ertragen in Würde zum Beispiel einer unheilbaren Krankheit, des Verlustes eines geliebten Menschen.

Auch tiefem Leid kann noch ein Sinn abgerungen werden, sucht man nur danach. Gelingt es zu erkennen, wozu auch die größte Not vielleicht noch gut sein kann, so neutralisiert sich das tödliche Gift der Verzweiflung. Denn meistens verzweifeln wir nicht am Leid selbst, sondern daran, daß wir in ihm keinen Sinn erkennen können.

Das tödliche Gift der Verzweiflung

Keine psychotherapeutische Richtung, so will mir scheinen, ist in der Lage, soviel Trost zu spenden, ist so menschlich hilfreich und überzeugend wie die Logotherapie. Hinzu kommt, daß Victor Frankl die Bewährungsprobe seines psychotherapeutischen Credos in Jahren extremer Not, die er im KZ durchlitt, selbst bestanden hat.

»Trotzdem Ja zum Leben sagen«, der Titel seines Buches über diese Leidenszeit, steht als Motto über der Logotherapie und erfüllt mit Optimismus bei der Bewältigung eigener Schwierigkeiten. Sehr gut ist durch die Logotherapie nämlich auch Selbst-

Selbsthilfe ohne Therapeut

hilfe ohne Therapeuten möglich, bieten die Bücher von Frankl, vor allem auch seiner Schülerin *Elisabeth Lukas* doch eine Fülle von Anregungen dafür, wie sich in jeder Lebenslage ein Sinn finden läßt. Gerade das Gedankengut der Logotherapie vermittelt die Kraft, die Krankheit unserer Zeit, nämlich die Sinnleere, zu überwinden.

• Bücher, die zusätzlich informieren:
Rat in ratloser Zeit, Elisabeth Lukas, Herder Verlag;
Auch dein Leiden hat Sinn, Elisabeth Lukas, Herder Verlag;
Psychologische Seelsorge. Logotherapie – die Wende zu einer menschenwürdigen Psychologie, Elisabeth Lukas, Herder Verlag;
... trotzdem Ja zum Leben sagen, Victor E. Frankl, Kösel Verlag und dtv 10023.

Körperorientierte Therapie

Gedankliche Grundlage ist die Tatsache, daß unser Körper Energie aufnimmt, umsetzt und entlädt. Dieser freie Energiefluß kann durch seelische Einwirkungen wie Unterdrückung von Bedürfnissen oder durch krankmachende Fremdeinflüsse unterbrochen werden.

Energieblockaden lösen

Dann treten nicht nur seelische Störungen mit Hemmungen oder Fehlsteuerungen im Verhalten auf, sondern auch Blockaden des Energieflusses im Körper. Die Folgen sind Muskelverspannungen, Verkrampfungen oder Veränderungen der Körperhaltung.

Muskelpanzer aufbrechen

Durch bestimmte Techniken der Körperarbeit läßt sich nun der Muskelpanzer aufbrechen, lassen sich Verspannungen und Verkrampfungen lockern und damit auch die seelischen Blockaden auflösen. Da durch das Wegstecken der Probleme in diese Muskelverhärtungen unbewußt Schmerzen vermieden werden sollten, ist deren Auflösung logischerweise auch mit Schmerzen verbunden, die manchmal sogar sehr drastisch empfunden werden.

Daß Körper und Seele eine Einheit bilden, kann man in solchen Prozessen daran erkennen, daß die Behandlung – die nichts mit einfacher »Massage« zu tun hat – oft auch von Weinen und dem Aufkommen von Gefühlen wie Angst, Wut oder Verlassenheit begleitet ist.

Gefühle werden frei

Diese Gefühle müssen nochmals durchlebt werden, um sich dann in einem Empfinden der Befreiung aufzulösen. Nach dem Bewußtwerden der Probleme auf der Körperebene hilft der Therapeut bei deren Verarbeitung.

Eine bewährte Methode

Die Körperarbeit ist ein wirksamer Weg, um an »Charakterpanzer« heranzukommen, die sich rein verbalen Methoden, also nur durch Sprechen, nicht zugänglich zeigen.

• Bücher, die zusätzlich informieren:

Bioenergetik. Therapie der Seele durch Arbeit mit dem Körper, Alexander Lowen, Scherz Verlag;

Über den Körper die Seele heilen, Gerda Boyesen, Kösel Verlag;

Meditation und Bewegung, Trager Mentastics, Franchita Cattani und Antonie Fäh, Sphinx Verlag.

Was Sie sonst noch wissen sollten

Ich kann es Ihnen nicht verdenken, lieber Leser, wenn Ihnen am Ende dieses Kapitels der Kopf schwirrt, und Ihnen das gegenwärtige reiche Angebot an Methoden der Psychotherapie – von denen längst nicht alle erwähnt werden konnten – wie ein Labyrinth vorkommen mag, in dem Sie sich nur allzu leicht verirren können.

»Ähnlich dem Overkill-Potential der Atomrüstung«, hat der Münchner Psychoanalytiker Wolfgang Schmidbauer den herrschenden Zustand ausgedrückt, »gibt es so viele Möglichkeiten, seinen seelischen Zustand zu verbessern, daß ein Mensch sie während seiner Lebenszeit gar nicht alle durchprobieren kann!«

Dennoch hoffe ich, daß ich Ihnen in diesem Irrgarten ein paar Wegweiser aufstellen konnte, die Ihnen wenigstens zu einer groben Orientierung verhelfen. Hauptsächlich war es mein Anliegen, Ihren Blick dafür zu schärfen, von welch verschiedenen Ansatzpunkten sich eine seelische Störung angehen läßt, damit Sie nicht auf einen Weg stolpern, der vielleicht gar nicht der Ihre ist.

Informieren Sie sich

● Ich rate Ihnen, sich durch die angegebenen Literaturhinweise über das von mir Gesagte hinaus kundig zu machen, damit Sie nicht ungeprüft hinnehmen müssen, was Ihnen angeboten wird.

Finden Sie »Ihre« Methode

● Nicht nur Vertrauen zu Ihrem – möglichst erfahrenen – Therapeuten und menschliche Sympathie, die Sie beide verbinden sollte, sind unabdingbare Voraussetzungen für das Gelingen Ihrer Behandlung, sondern auch die Überzeugung, daß die angewandte Methode Ihnen liegt.

Fragen Sie Ihren Therapeuten zuvor, welche Methoden er anwendet. Um so besser für Sie, wenn er sich nicht nur auf einer therapeutischen Einbahnstraße bewegt, sondern auch einen anderen Weg einschlagen kann, falls sich auf dem ursprünglichen Hindernisse einstellen.

Zur Behandlungsdauer

● Machen Sie sich darauf gefaßt, daß Ihr Unterbewußtsein Veränderungen scheut und unter Umständen rebellieren wird, aber geben Sie einem dadurch bedingten Unbehagen nicht gleich nach, indem Sie die Therapie zu rasch abbrechen!

● Richten Sie sich darauf ein, daß die Umstrukturierung eingefahrener Denk- und Verhaltensgewohnheiten ein langwieriger Prozeß sein kann, der von Ihnen Geduld und Durchhaltevermögen fordert!

Haben Sie Geduld mit sich

● Andererseits sollten Sie auch den Mut haben, eine Therapie zu beenden, wenn sie offensichtlich nicht greift. Es ist sehr schwierig, hier eine Zeitgrenze vorzuschlagen. Ich meine jedoch, daß sich nach etwa drei Monaten wenigstens irgendeine Veränderung oder ein erstes Zeichen für die Wirksamkeit der therapeutischen Bemühungen gezeigt haben sollte.

● Keinesfalls sollten Sie eine Behandlung aus Rücksicht auf den Therapeuten weiterverfolgen – etwa weil Sie fürchten, ihn sonst zu verletzen –, wenn Sie selbst von ihrem Nutzen nicht mehr überzeugt sind.

● Zu warnen ist andererseits vor einer Übertherapie! Es gibt Patienten, die nach dem Motto »Bäumchen wechsel dich!« von einem Therapeuten zum anderen springen. Manche begeben sich hier auf einen regelrechten Egotrip in Sachen Selbstverwirklichung. Betreiben Sie statt dessen Ihre seelische Aufrüstung besonnen und mit dem richtigen Augenmaß!

Wichtig: Besonnenheit

Zu den Behandlungskosten

Diplompsychologen, die als Psychotherapeuten arbeiten, werden von den Krankenkassen anerkannt, wenn sie eine Zusatzausbildung als Psychoanalytiker oder Verhaltenstherapeut vorweisen können. In diesen Fällen übernimmt die Kasse die Kosten der Behandlung, wenn sie vom Arzt verordnet wurde.

Manches zahlt die Kasse

Psychologen mit anderen Ausbildungen, beispielsweise in Gesprächs- oder Gestalt-Therapie, werden von den Kassen nicht anerkannt. Die Kosten müssen vom Patienten selbst getragen werden.

Der Satz für eine Therapiesitzung von 45 bis 60 Minuten liegt in der Regel zwischen 75 bis 180 DM.

Selbsthilfe

Etwa 90 von 100 seelischen Störungen – und in der einen oder anderen Form leidet jeder im Laufe seines Lebens einmal daran – können ohne fachliche Hilfe bewältigt werden. Unternehmen Sie zunächst wenigstens den Versuch, sich aus eigener Kraft zu helfen.

In Selbsthilfegruppen erhalten Sie von Betroffenen nicht nur wertvolle Ratschläge, Sie finden hier auch Menschen, die aus eigenen Erfahrungen zu Experten geworden sind und Ihnen vielleicht auch Lösungswege für Ihr Problem aufzeigen können.

Experten durch eigene Erfahrung

• Kontaktadresse für Betroffene: Emotions Anonymous (EA), Kontaktstelle Deutschland, Hohenheimer Straße 75, 7000 Stuttgart 1;

• Kontaktadresse für Angehörige psychisch Kranker, Thomas-Mann-Straße 49a, 5300 Bonn 1.

135

Ein Wort zum Schluß

Eine große Freude würde es mir bedeuten, hätte ich Ihnen, lieber Leser, durch die eine oder andere Information und Anregung dieses Buches dazu verholfen, daß Sie sich besser fühlen, daß Sie wieder kräftig im Strom des Lebens mitschwimmen, Ihre kreativen Kräfte entfalten und in wiedergewonnener seelischer Harmonie Ihre inneren und äußeren Ziele verfolgen können.

Mein Wunsch: Finden Sie Ihren Weg

Wünschen würde ich mir, daß Ihre Bemühungen um die eigene seelische Gesundung und Entwicklung sich nicht in einem Egotrip der heute modischen »Selbstverwirklichung« erschöpft; daß Sie darüber hinaus bei der Begegnung mit Ihrem Ich die Erfahrung machen, wie sehr alles Existierende in einer Einheit verbunden ist, wie sich Makrokosmos im kleinsten Detail des Mirkokosmos wiederholt, wie alles Seiende auf den gemeinsamen Nenner göttlicher Schöpfung zurückzuführen ist.

Allzu sehr ist uns das Bewußtsein dafür verlorengegangen ebenso wie die Fähigkeit des Staunens über die Wunder, die uns auf Schritt und Tritt begegnen. Der Verlust dieses Gefühls der Zusammengehörigkeit, der lieblose Umgang mit der Natur, die uns umgibt, und mit unseren Mitmenschen hat uns an den Rand unserer Existenz gebracht und gefährdet das weitere Bestehen menschlichen Lebens auf der Erde.

Was not tut, ist ein Wandel des Bewußtseins, die Besinnung auf Vernunft und die starke einende Kraft der Liebe. »Ethik«, so ein Wort von Albert Schweitzer, »ist die grenzenlose Ausdehnung der Verantwortung auf alles, was lebt.« Heute mehr denn je eine Herausforderung für jeden einzelnen von uns.

Mein Wunsch: Wandel des Bewußtseins

136

Zum Nachschlagen

Adressen, die weiterhelfen

Selbsthilfegruppen:
Anonyme Alkoholiker, gemeinsames Dienstbüro,
Postfach 46 02 27, 80802 München
– für Angehörige: Alanon Familiengruppe, zentrales Dienstbüro,
Emilienstraße 4, 45128 Essen
Emotions Anonymous (EA), Kontaktstelle Deutschland,
Hohenheimer Straße 75, 70184 Stuttgart
– für Angehörige psychisch Kranker: Thomas-Mann-Straße 49a,
53111 Bonn
Overeaters Anonymous – Anonyme Eßsüchtige,
Postfach 10 62 06, 28195 Bremen

Arbeitskreis überaktives Kind, AÜK-Beratungsstelle,
Dieterichsstraße 9, 30159 Hannover

Deutsche Gesellschaft für ärztliche Hypnose und Autogenes
Training, Kirchberg 4, 52076 Aachen
Transzendentale Meditation (TM), Deutsche Gesellschaft für
Ayurveda, Am Berg 11, 49143 Bissendorf
Centrum für Selbstaktivierung, Postfach 4 oder Rhönstraße 1,
61381 Friedrichsdorf/Taunus
Institut für Angewandte Kinesiologie, Zasiusstraße 67,
79102 Freiburg

Neuro-Linguistische-Programmierung (NLP):
Trainer Gemeinschaft Neurolinguistisches Programmieren
c/o Büro Conrad, Augustenstraße 46 (Rgb.), 80333 München

Klang-Therapie:
CD-Platten: Verlag Bruno Martin, Auf der Höhe 12,
21394 Südergellersen
CD-Abspielgerät (tragbar), Klangstudio Lambdoma, Markgrafen-
ufer 9, 59071 Hamm

Bach-Blüten-Therapie: Dr. Edward Bach Centre, German Office,
Mechtild Scheffer, Eppendorfer Landstraße 32,
20249 Hamburg

Bio-Apotheke, Frauenstraße 17, 80469 München

Kannes Brottrunk GmbH, Bahnhofstr. 68, 59379 Selm-Bork

Beratungsstelle für Amalgamvergiftete e.V.,
Rembrandtstraße 21a, 81245 München
Internationale Gesellschaft für ganzheitliche Zahnmedizin,
Franz-Knauff-Straße 2-4, 69115 Heidelberg

Stuhluntersuchung auf Candida-Pilz:
Labor Dr. Rainer Hauss, Kieler Straße 71, 24340 Eckernförde
Labor L. + S. GmbH, Mangelsfeld 4, 97708 Bocklet

Auskünfte über Wohngifte:
Verbraucherinitiative, Breite Straße 51, 53111 Bonn
Institut für Baubiologie, Holzham 25, 83115 Neubeuern (auch
Materialuntersuchungen)
Institut für Baubiologie, Heiliggeiststraße 54, 83022 Rosenheim
Ingenieur-Sozietät für Umwelttechnik und Bauwesen, Pfingst-
weidstraße 11, 60316 Frankfurt
Interessengemeinschaft der Holzschutzmittel- und Formal-
dehydgeschädigten, Unterstaat 14, 51766 Engelskirchen
Untersuchung von Material, Blut und Urin auf PCP, Lindan,
Formaldehyd:
Labor Dr. Schiwara, Dr. Winterfeld, Dr. Pfanzelt, Winterfeld-
straße 19, 28217 Bremen

Fachschaft deutscher Rutengänger:
Bezirksgruppenleiter Manfred Wiesner, Ungererstraße 159,
80805 München

Auskünfte über Elektrosmog und Bezug eines Elektrostreß-
Meßgerätes zum Selbsttesten:
Gesellschaft für Elektrosmogforschung, Türkenstraße 48,
80799 München
Selbsthilfegruppe für Elektro- und Strahlensensible,
Oberbrunnerstraße 1, 81475 München (Auskunft nur für
Mitglieder, Jahresbeitrag DM 60.-)
Innenwandbeschichtung gegen elektromagnetische Felder:
Hans Oppitz, Milserheidestraße 40, A-6060 Mils/Tirol
Bezug von Bildschirmfiltern: INMAC GmbH, Prinzregenten-
straße 68, 81675 München

Bezug von Arbeitskitteln, Overalls und Stoff aus
NAPTEX-Gewebe:
Log. Per. Radiometrie, Neugartenstraße 83, 83209 Prien

Bücher, die weiterhelfen

Allergie gegen Nahrungsmittel und Chemikalien, Richard Mackarness, Hippokrates Ratgeber
Allergien natürlich behandeln, Dr. Sigrid Flade, Gräfe und Unzer Verlag
Anatomie der Neurose, Arthur Janov, Fischer Verlag
Auch dein Leiden hat Sinn, Elisabeth Lukas, Herder Verlag
Bach Blütentherapie – Theorie und Praxis, Mechthild Scheffer, Hugendubel Verlag
Bioenergetik. Therapie der Seele durch Arbeit mit dem Körper, Alexander Lowen, Scherz Verlag
Das Handbuch der Edukinesthetik für Eltern, Lehrer und Kinder, Verlag für angewandte Kinesiologie
Das Holzschutzmittel Syndrom, Lohmann Buske, Plessenstraße, 2380 Schleswig
Das hyperaktive Kind, Dr. Anne Calatin, Heyne Verlag
Denken, Fühlen, Leben, Daniela und Claus Blickhan, MVG-Verlag
Depressionen und Angst, Helga Kabza, Wort und Bild Verlag
Der Cinderella Komplex. Die heimliche Angst der Frauen vor der Unabhängigkeit, Colette Dowling, Fischer Verlag
Der große GU Ratgeber Homöopathie, Anleitung zur Selbstbehandlung, Werner Stumpf, Gräfe und Unzer Verlag
Der neurotische Mensch in unserer Zeit, Karen Horney, Kindler Verlag
Der Urschrei, Arthur Janov, Fischer Verlag
Die Beziehungsfalle. Wie sich Frauen von eingefahrenen Mustern lösen, Carol Botwin, Heyne Verlag
Diät für Allergiker – Ratschläge und Rezepte, Dr. Sigrid Flade, Selbstverlag. Zu beziehen über Praxis Dr. Flade, Tegernseer Straße 100, 8183 Rottach-Weißach, Telefon: 0 80 22/26 07
Die Fünf Tibeter, Peter Kelder, Integral-Verlag
Die Kunst des Liebens, Erich Fromm, Ullstein Verlag
Die offene Ehe. Konzept für einen neuen Typus der Monogamie, Nena und George O´Neill, Rowohlt Verlag
Die Primadonnen der Psychotherapie, Vera Becker, Junfermann Verlag
Die verkannte Krankheit – Depression, Ursula Nuber, Kreuz Verlag
Durch Bachblüten zu Wohlbefinden und innerer Harmonie, Sigrid Schmidt, Gräfe und Unzer Verlag

Einsamkeit ist eine Sehnsucht, Penny McLean, Verlag Peter Erd
Einsamkeit überwinden. Von innerer Leere zu sich und anderen finden, Doris Wolf, PAL-Verlag
Elektrostreß, Wulf-Dietrich Rose, Kösel-Verlag
Familientherapie in Aktion, Virginia Satir, Junfermann Verlag
Formaldehyd, Rainer Grießhammer, Rowohlt Verlag, rororo aktuell
Gesprächstherapie, Was sie kann, wie sie wirkt und wem sie hilft, Jürgen Höder, PAL-Verlag
Gestalt-Therapie, Grundlagen, Frederick S. Perls/Ralph F. Hefferline/Paul Goodmanm, Deutscher Taschenbuch Verlag
Grenzenlose Energie – das Power-Prinzip, Anthony Robbins, Rentrop Verlag
Heilwirkung von Nährstoffen, Lothar Burgerstein, Haug Verlag
Hyperaktivität natürlich behandeln, Dr. Vera Rosival, Gräfe und Unzer Verlag
Ich, Deine Mutter. Was Eltern sich nicht zu sagen trauen – was Kinder nicht hören wollen, Christina Collange, Econ Verlag
Ich fühle mich krank und weiß nicht warum, Dr. Harold H. Markus und Hans Finck, Ehrenwirth Verlag
Ich kann wie ich will, Lazarus und Fay, Deutscher Taschenbuch Verlag
Klangtherapie, Transformation durch heilende Klänge, Ingo Steinbach, Verlag Bruno Martin
»Kopfbewohner« oder: Wer bestimmt dein Denken, Mary Goulding, Junfermann Verlag
Kraft aus der Einsamkeit, Ulrich Beer, Kreuz Ratgeber
Leben ohne Phobie, Robert J. Callaghan, Verlag für angewandte Kinesiologie, Freiburg
Leitfiguren der neueren Psychotherapie, Edith und Rolf Zundel, Deutscher Taschenbuch Verlag
Lieben heißt die Angst verlieren, Gerald G. Jampolsky, Goldmann Ratgeber
Männer lassen lieben. Die Sucht nach der Frau, Wilfried Wieck, Fischer Taschenbuch Verlag
Meditation und Bewegung, Trager Mentastics, Franchita Cattani und Antonie Fäh, Sphinx Verlag
Mineralstoffe und Spurenelemente, Heinz Scholz, Paracelsus Verlag
Mut zur Trennung. Menschliche Verluste, die das Leben sinnvoll machen, Judith Viorst, Heyne Verlag

Nahrung für Deine Seele, Gisela Friebel, Laredo Verlag
Neurodermitis naturlich behandeln, Dr. Sigrid Flade, Gräfe und
Unzer Verlag
Patient Familie, Horst Eberhard Richter, Rowohlt Verlag
Phänomen Stress, Frederic Vester, Deutsche Verlagsanstalt
*Psychologische Seelsorge. Logotherapie – die Wende zu einer
menschenwürdigen Psychologie*, Elisabeth Lukas, Herder
Verlag
Rat in ratloser Zeit, Elisabeth Lukas, Herder Verlag
Sigmund Freuds Psychoanalyse – Größe und Grenze, Erich
Fromm, Deutscher Taschenbuch Verlag
Spiele der Erwachsenen, Dr. Eric Berne, Rowohlt Verlag
Sprechstunde: Depressionen, Dres. Almuth und Werner Huth,
Gräfe und Unzer Verlag
Stell dir vor – kreativ visualisieren, Shakti Gawain, Rowohlt Verlag
Therapieführer, Bärbel Schwertfeger und Klaus Koch, Heyne
Verlag
... trotzdem Ja zum Leben sagen, Viktor E. Frankl, Kösel Verlag
und dtv 10023
Über den Körper die Seele heilen, Gerda Boyesen, Kösel Verlag
Verhaltenstraining für Streßsituationen, Dr. Fritz Brettschneider,
Hippokrates Verlag
Vitamine und Mineralstoffe, Ulrich Rückert, Ariston Verlag
Wenn Eltern zu sehr lieben, Laurie Ashner/Mitch Meyerson,
Rowohlt Verlag
*Wenn Frauen zu sehr lieben – die heimliche Sucht, gebraucht
zu werden*, Robin Norwood, Rowohlt Verlag
Wenn Männer lieben lernen, Wilfried Wieck, Kreuz Verlag
Wenn Therapien schaden, Vera Becker, Junfermann Verlag
Wohnkrankheiten – Was tun?, Wulf-Dietrich Rose, Eichborn
Verlag
Zeitkrankheit Nahrungsmittel-Allergien, Dr. Anne Calatin, Heyne
Verlag

Sachregister

Sachregister/Impressum

© 1994 Gräfe und Unzer
Verlag GmbH München
Inhaltlich unveränderte Neuausgabe von Seelische Störungen
natürlich behandeln, Gräfe und
Unzer Verlag GmbH 1992

Alle Rechte vorbehalten. Nachdruck, auch auszugsweise,
sowie Verbreitung durch Film,
Funk und Fernsehen, durch
fotomechanische Wiedergabe,
Tonträger und Datenverarbeitungssysteme jeder Art nur
mit schriftlicher Genehmigung des Verlages.

Redaktion:
Doris Schimmelpfennig-Funke
Lektorat:
Carl Hermann Ebbinghaus
Korrektorat: Christine Pfützner
Herstellung: Renate Hausdorf
Produktion: Felicitas Holdau
Layout und Umschlaggestaltung:
Heinz Kraxenberger
Satz: Typodata GmbH
Druck und Bindung: Auer

ISBN 3-7742-1566-9

Auflage   7.   6.   5.   4.
Jahr   98   97   96   95